Hanne Kulessa

Herznaht

EUROPA
VERLAG

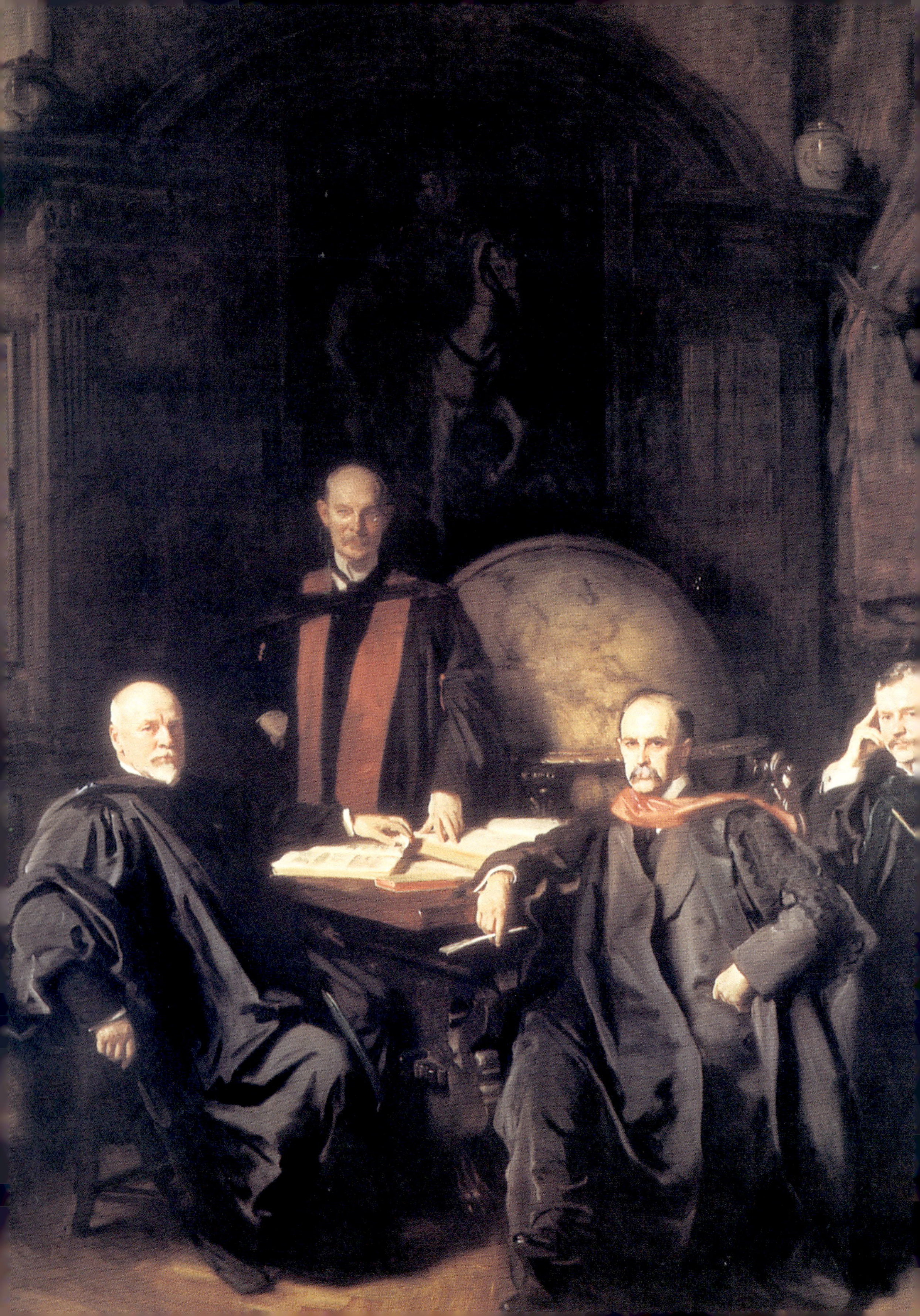

Herausgegeben von
Hanne Kulessa

Herznaht

Ärzte, die Dichter waren – von Benn bis Schnitzler

Europa Verlag
Hamburg · Leipzig · Wien

Ich bin Arzt und

habe eine große

Abneigung gegen Literatur

Alfred Döblin

Die Deutsche Bibliothek – CIP-Einheitsaufnahme
Ein Titelsatz für diese Publikation ist bei
der Deutschen Bibliothek erhältlich.

Illustrierte Neuausgabe

Umschlag- und Innengestaltung: Paxmann/Teutsch Buchprojekte, München
Druck und Bindung: Printer Trento
ISBN 3-203-79026-2

Informationen über unser Programm erhalten Sie beim Europa Verlag,
Neuer Wall 10, 20354 Hamburg, oder unter www.europaverlag.de

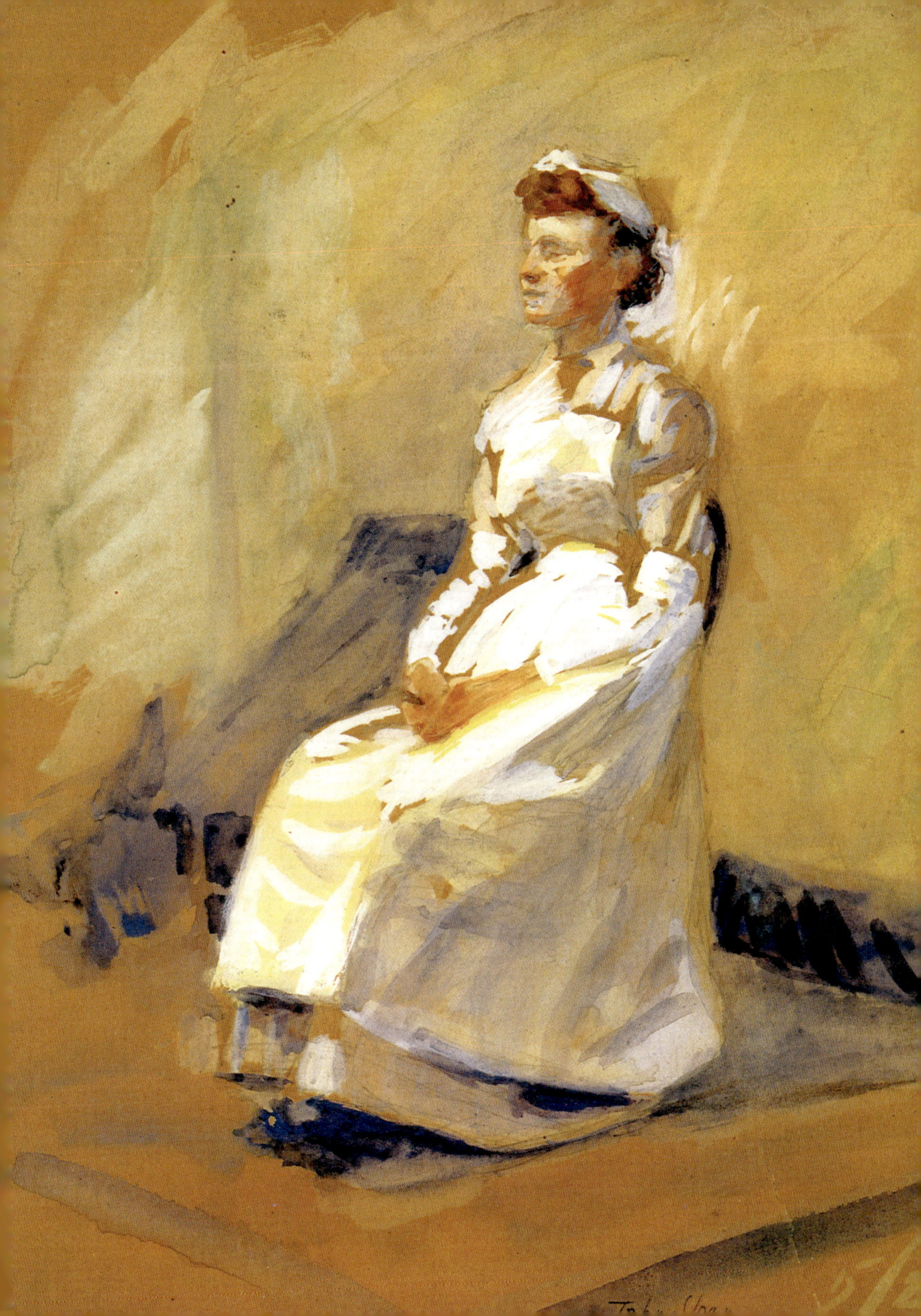

Inhalt

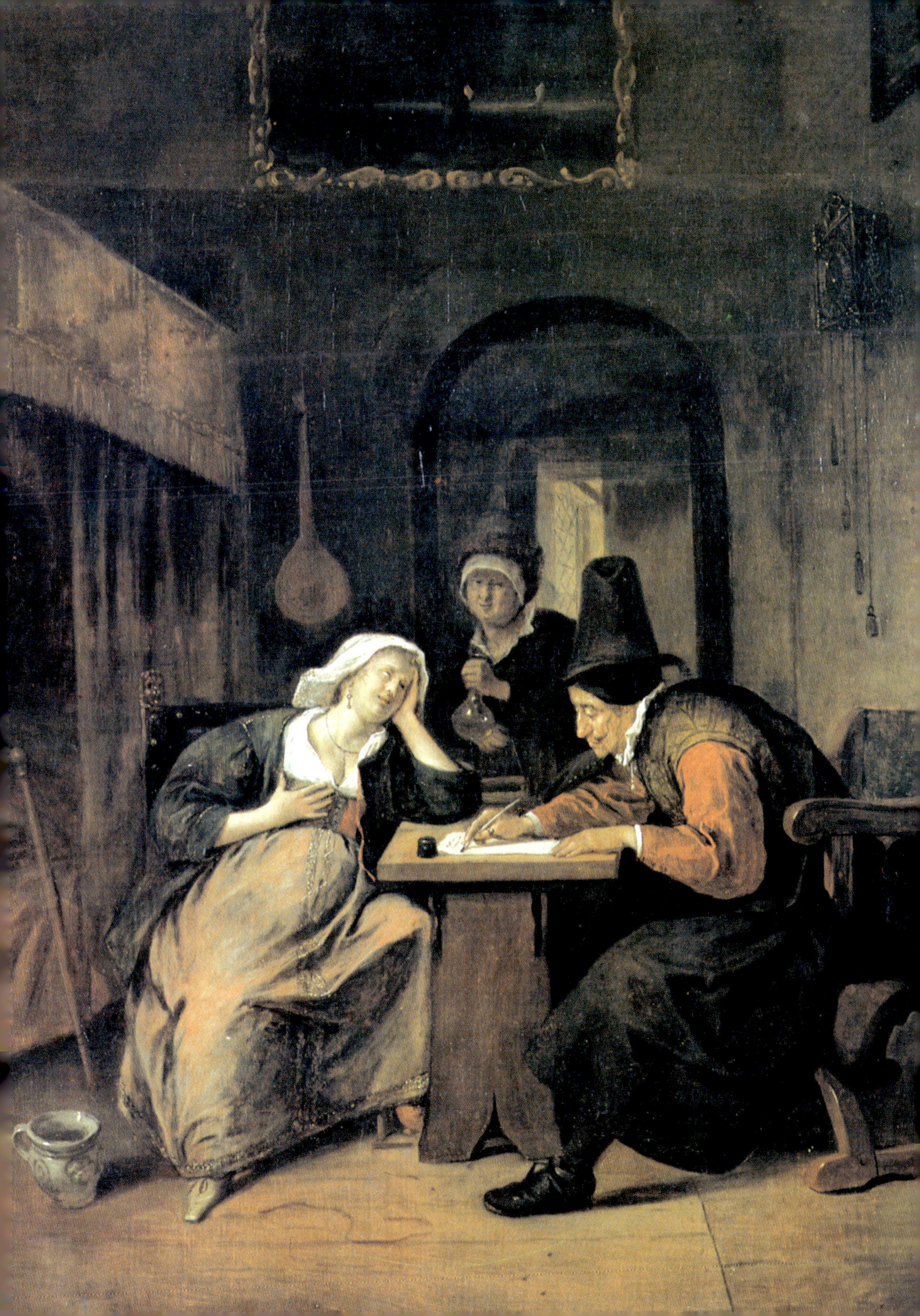

Peter Bamm

Sprechstunde eines Kassenarztes

Personen: *Dr. med. Paul Friedrich Hase*

Schwester Maria

Hippokrates

Schwester: Der nächste Patient, bitte!

Dr. Hase: Morjen! Morjen, mein Lieber, wie geht's uns denn?

Hippokrates: Die Götter mögen Euch gnädig sein, o Herr!

Dr. Hase: Wär'ne Sache! Tadellos! Die Götter – haha! Bei diesen Zeiten! Wie ist der Name?

Hippokrates: Hippokrates.

Dr. Hase: Wie? Was? Ach, Sie waren noch gar nicht bei mir? So, dann wollen wir Sie erst einmal eintragen. Krates, Vorname: Hippo. Komischer Name. Sind wohl vom Balkan irgendwo? Versprengt, wie? Beruf?

Hippokrates: Den Göttern suchte ich zu dienen und die Natur der geheimen Kräfte zu belauschen.

Dr. Hase: Mit den Göttern scheinen Sie sich ja ganz gut zu stehen. Hören Sie manchmal Stimmen?

Hippokrates: Die Stimme des Zeus im Donner, die Stimme der Demeter im Zirpen der Grille, die Stimme Poseidons am Ufer von Leukadia…

Dr. Hase: Moment mal – strecken Sie mal die Zunge raus! So, etwas weiter noch. Vielleicht Epilepsie? Nee, Narben haben Sie da nich'. Kommen bei Ihnen Krämpfe in der Familie vor?

Hippokrates: Einst, im Walde von Talamos, wurde meines Vaters Bruder von den Dämonen verfolgt. Einer ergriff von ihm Besitz und trieb ihn bis vor die Säulen des Dionysostempels in Encephalea. Dort weissagte er den Encephalitikern ihren Untergang in aller Welt. Dann brach er zusammen. Nennt Ihr das Krämpfe, o Herr?

Dr. Hase: Na, Weissagung ist doch Krampf, nich'? Stimmt das oder stimmt das nicht?

Hippokrates: O Herr! Aber die Weissagung ist eingetroffen. Die Encephalitiker gehen in der ganzen Welt zugrunde.

Dr. Hase: Na, ja, det is' ja richtig, aber wenn es Luetiker sind, dann kann man sie doch spritzen. Und dann werden sie wieder.

Hippokrates: Wo, o Herr, damit ihr meine Unwissenheit mit Eurer Weisheit speist, wo liegt Lues?

Dr. Hase: Hahaha! Wo liegt Lues? Kesse Frage, Schwester, was? Wo liegt Lues? Lues liegt sozusagen in der Luft.

Hippokrates: Ah, ich verstehe Eure Worte, o Herr. Also auch zerstört. Die Penaten, welchen niemand mehr Opfer bringt, verlassen die Ruinen ihrer Häuser und also mischen sie sich dem Pneuma bei. Und wer das Pneuma atmet – was, o Herr, haben die Lehrer Eurer Weisheit darüber gelehrt? Hippolytus von Syrakus meinte, die Pest…

Dr. Hase: Sie sind wohl auf ihrem Pneuma durchs Konversationslexikon gerollt, wie? Nee, mein Lieber! Mit der Lues ist nicht zu spaßen. Da kommen Sie mit Atemgymnastik nich' durch. Da heißt es – Penicillin. Und, wenn Sie das nicht haben – Salvarsan, oder eben das olle gute Quecksilber, Mercurium. Verstehen Sie?

Hippokrates: Merkur, eine Gottheit der Latiner, welche an den Hängen des Apennin wohnen.

Dr. Hase: Mensch, sind Sie gebildet! Sie sind ja wirklich 'ne ulkige Type! Läuft rum wie der Prophet Gustav Nagel mit'm weißen Käse. Ihn' haben wohl die Partisanen die Klamotten geklaut? Und dabei klassisch gebildet. Erzählen Sie mal, was wissen Sie denn noch so von dem ollen Merkur?

Hippokrates: Die Latiner, o Herr, haben ihm in der Stadt des Aenaeas ein Heiligtum errichtet und die Ärzte, die Kaufleute und die Diebe bringen ihm Hammel und Ochsen zum Opfer dar.

Dr. Hase: Auf Fleischkarte, was? N' Ochsen auf Fleischkarte! Sie woll'n mich wohl auf den Arm nehmen, he? Na, ich versteh' ja n' Spaß. Bin ja nich' so. Aber sagen Sie selbst, wo soll so ein armer Kassendoktor einen Ochsen hernehmen zum Opfern? Ich opfere, mein Herr, meine Zeit, meine Gesundheit und meine Wissenschaft dem Wohle meiner Patienten!

Schwester Maria: Herr Doktor, es warten noch fünfundvierzig Patienten. Soll ich…

Dr. Hase: Bei fuffzig machen Sie die Bude zu!

Hippokrates: Ihr stimmt also, o Herr, dem Hippolyt von Syrakus nicht bei, daß die Pest durch das Pneuma…

Dr. Hase: Die Pest, mein Lieber, wird durch n' Floh verbreitet, n' janz jewöhnlichen Floh, wenn Sie das interessiert. Hört auf den schönen Namen Pterotreptix bifalcatus.

Hippokrates: Aber, o Herr, Heraklit der Dunkle fragte einst auf den Stufen des Artemistempels von Milet seine Schüler: Ist es nicht das Ziel der Wissenschaft, Weisheit zu lehren? Und Ihr, o Herr, wollt mich die Namen von Flöhen lehren! Ist es nicht die tiefste der Weisheiten, den Menschen mit der Natur in Übereinstimmung zu bringen…

Dr. Hase: Milieutheorie! Total überholt! Unklares Bildungsgut! Sie sollten sich etwas körperlich betätigen, vielleicht holzhacken oder Ihre Zeit im Schrebergarten verbringen.

Hippokrates: O Herr, als ich von Athen aufbrach und die Straße des Artaxerxes hinaufzog, traf mich am rechten Fuß das Stigma der Wanderer.

Dr. Hase: Rechter Fuß? Na also! Warum sagen Sie das nich' gleich? Machen Sie mal frei!

Schwester Maria: Herr Doktor, die Patienten werden ungeduldig. Drei sind schon weggegangen!

Dr. Hase: Siebenundvierzig also... Aha! Clavus, Hühnerauge, entzündet, wahrscheinlich Abszeß. Leitendrüsen auch schon geschwollen.
Na, dann schicken wir Sie lieber zum Chirurgen. Schwester Maria, schreiben Sie 'ne Überweisung aus.
Herr Krates, hat mich sehr gefreut. Wenn die Sache in Ordnung ist, komm'n Sie noch mal her. Der Nächste, bitte!

Hippokrates: O Herr, die Götter mögen Euch gnädig sein! Heraklit der Dunkle sagte...

Dr. Hase: Schon gut, Mann, schon gut! Gehen Sie mit Gott, aber geh'n Sie. Noch siebenundvierzig Patienten... So, wo war die Karthotekkarte? Ach hier! Schreiben Sie, Schwester: Krates, Vorname: Hippo. Diagnose: Hühnerauge, entzündet. Landstreicher oder Kurpfuscher. Verdacht auf Pseudologia phantastica mit Ideenfixation. Wenn er wiederkommt, schicken Sie 'n gleich zum Neurologen. Aber kümmern Sie sich drum, daß ich die Diagnose erfahre. Diese Gehirnfritzen wissen ja von der sogenannten Seele 'ne ganze Menge. Die Seele..., ob die Griechen mit dem Pneuma...?

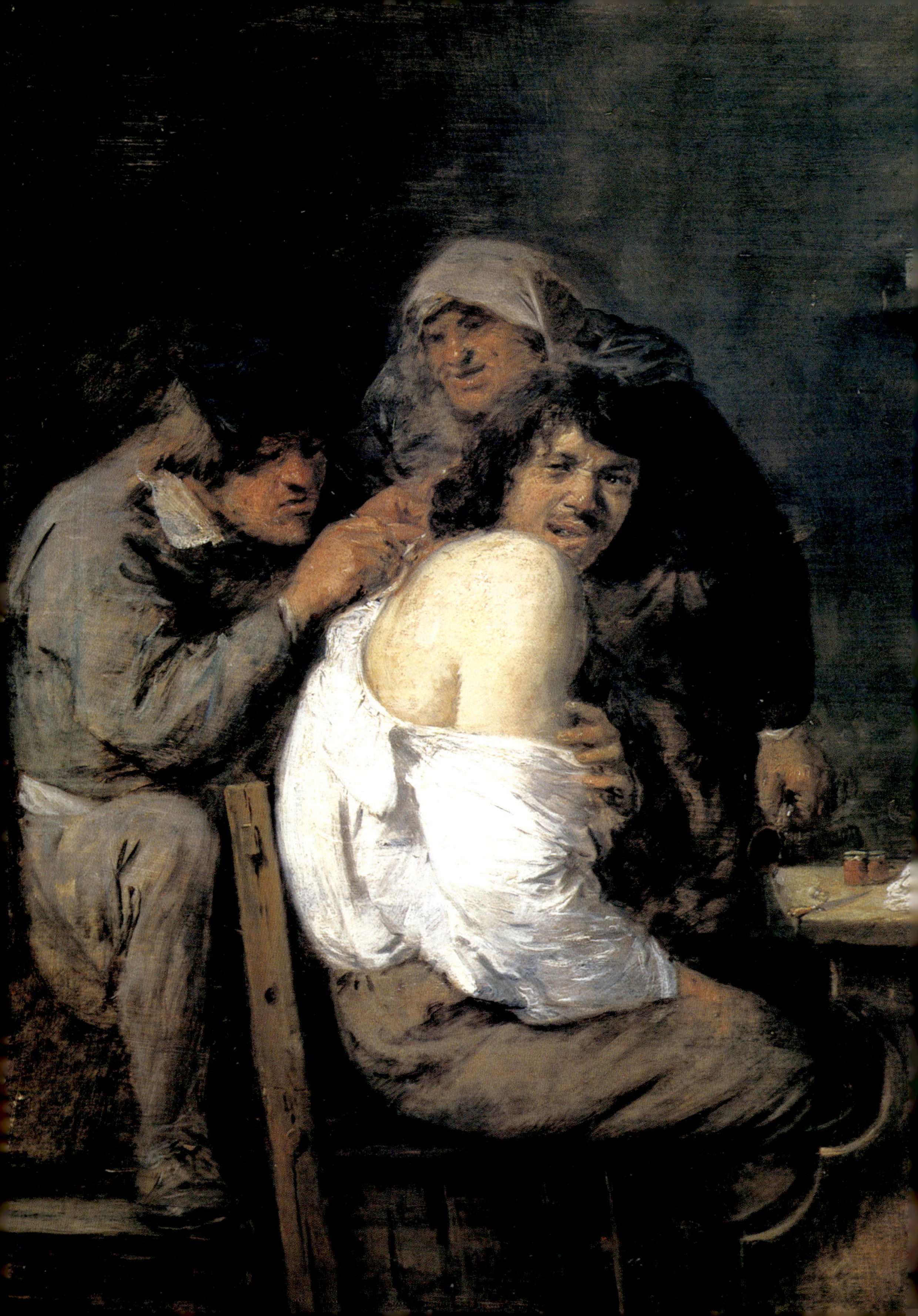

Peter Bamm

Therapie als moralisches Problem

Die Geschichte der Medizin ist die Geschichte eines Feldzuges, den die menschliche Intelligenz gegen die Übel führt, welche den Menschen peinigen, seitdem ihm auferlegt wurde, sein Brot im Schweiße seines Angesichts zu verzehren.

Während die Theologen das Gebäude der Scholastik aufführten, um durch die Wissenschaft von Gott den Menschen mit dem Tode zu versöhnen, während die Prediger ihn durch die alten Überlieferungen von der Unsterblichkeit der menschlichen Seele zu trösten versuchten, während die Philosophen ihn Resignation und Weisheit lehrten, erklärte die Wissenschaft vom Leben den Tod zu ihrem Feind.

Dieses Vorhaben erscheint einleuchtend genug. Doch werden hier einige Voraussetzungen gemacht, die nicht so selbstverständlich sind, daß man sie übergehen könnte. Krankheit ist Schicksal. Indem die Medizin es unternimmt, Krankheiten zu heilen, trifft sie Entscheidungen, über die kaum jemals gesprochen wird.

Die Disziplinen der Biologie sind durch die menschliche Neugier ausreichend motiviert. Alles, was wir über die chemische Struktur der Zelle, über die Seele der weißen Ameise, über die Physik unserer

Sinnesorgane erfahren, erweitert unser Wissen, erweitert unsere Kenntnis der Welt. Wir könnten uns mit der Erkenntnis begnügen. Ihre praktische Auswertung ist zufälliger Natur. Sie hängt vom Menschen ab. Mit dem Wesen der Erkenntnis hat sie keinen unmittelbaren Zusammenhang.

Das läßt sich am Schießpulver zeigen. Das erstemal wurde das Pulver im XII., das zweitemal im XIII. Jahrhundert erfunden, das erstemal von einem Chinesen, das zweitemal von einem Franziskanermönch. Daß in Europa das Schießpulver von der Frömmigkeit erfunden wurde, hat nicht gehindert, daß dieser Fortschritt an Wirksamkeit die alten Pestepidemien schließlich weit übertroffen hat. In China war auch der technische Mensch ein Konfuzianer. So führte bei den Chinesen die Erfindung des Pulvers nicht dazu, Menschen zu töten, sondern dazu, die Gartenfeste der Kaiserlichen Majestät durch Raketenfeuerwerke zu bereichern. Chemisch war das franziskanische Pulver mit dem konfuzianischen Pulver vollkommen identisch. Verschieden war nur der Gebrauch, den Okzident und Orient von ihrer Entdeckung machten.

Bei der wissenschaftlichen Medizin ist die Erkenntnis mit ihrer Auswertung gekoppelt. Die Krankheiten veranlassen, ja zwingen die Medizin dazu, die Methodik der Forschung auf praktische Ergebnisse, auf therapeutische Erfolge, das heißt auf Heilung zu richten.

Die medizinische Forschung kann sich nicht mit der Erkenntnis begnügen. Gewiß, die Erkenntnis ist ihre Aufgabe, wie sie Aufgabe jeder Wissenschaft ist. Aber die Medizin muß ihre wissenschaftlichen Erkenntnisse in die Praxis umsetzen. Mit ihren praktischen Erfolgen greift sie unmittelbar in das menschliche Leben ein.

Was eigentlich berechtigt sie dazu?

Es scheint ganz selbstverständlich zu sein, daß es ein Gewinn sei, eine Krankheit zu heilen. Ärzte und Patienten sind sich darin – in einer Art von Verschwörung – vollkommen einig. Aber so selbstverständlich ist das gar nicht. Läßt sich doch, zum Exempel, nicht leugnen, daß manche Krankheit die Eigenschaft hat, vorzüglich zu dem Patienten, der von ihr betroffen ist, zu passen.

Das Bild eines Staatsministers a. D. wird durch eine Gicht ebenso harmonisch abgerundet wie durch das Prädikat Exzellenz. Den Staatsminister a. D. von seiner Gicht zu heilen ist zwar für seinen Arzt ebenso befriedigend wie für ihn selbst. Aber ist es befriedigend, einen Zustand zu ändern, der durch seine Angemessenheit überzeugt? Würde doch dadurch die Welt ein wenig ungerechter werden. Zweifellos liegt eine gewisse Gerechtigkeit darin, daß die vielen guten Diners, die Seine Exzellenz im Dienste des Vaterlandes mit so vielem gutem Burgunder hinunterspülte, mit gewissen Beschwerden im großen Zeh bezahlt werden müssen. Schließlich müßte die Medizin, wenn sie einige philosophische Dignität beanspruchen will, doch zumindest das Prinzip angeben können, unter dem die Heilung eines Staatsministers a. D. von der Gicht unter allen Umständen berechtigt wäre.

Wie könnte dieses Prinzip wohl aussehen?

Auch muß man zugeben, daß ein Rheuma gut zu einer Waschfrau paßt. Worüber sollte sie nachmittags beim Kaffee mit der Portiersfrau klagen, wenn nicht über das Rheuma. Ihr Sohn schließlich ist gut geraten. Geklagt muß sein. Entschieden klagt sich's besser über die Schmerzen in der Schulter und die Unzulänglichkeit von Bienengift als über die Lieblosigkeit des Sohnes und die Schwierigkeiten des vierten Gebotes. In diesem Falle mag, vom philosophischen Standpunkt aus, ein gewisser Trost darin liegen, daß das Rheuma der Waschfrauen unheilbar ist.

Für jeden klugen Arzt kommt einmal die verblüffende Entdeckung, daß er mit einem großartigen Aufwande ein Ergebnis erreicht hat, das er nicht erreichen wollte. Er stellt die schwierige Differentialdiagnose eines durchgebrochenen rechtsseitigen Nierensteines. Er führt einen glänzenden chirurgischen Eingriff durch. Er opfert den Schlaf vieler Nächte, um seinen Fall durchzubekommen. Schließlich hat er es geschafft, um festzustellen, daß er einen ganz besonders widerlichen Kerl, einen Wucherer zum Beispiel, dem Leben wiedergegeben hat. Wäre der Wucherer gestorben, seine Klienten wären gerettet gewesen, darunter einer vom Selbstmord. So wird der gerettete Patient aus seinen

Wucherzinsen pünktlich das Honorar bezahlen an den großen Chirurgen, den Wohltäter der Menschheit, der mit seiner Wohltat die Existenz von ein paar Dutzend kleinen Leuten und das Dasein eines armen Mannes zerstört hat.

Gewöhnlich wird angenommen, daß, wenn ein bedeutender Mann eine Lues habe, seine bedeutenden Leistungen trotz seiner Krankheit geleistet würden. Diese Annahme ist naiv. Es gibt dafür keinen Beweis. Mit einer Spritze Salvarsan kann man nicht nur auf der Haut die Ausschläge, sondern unter Umständen im schöpferischen Geiste des Patienten eine ganze Symphonie auslöschen.

Die Wissenschaft der Medizin trifft in ihrem Kampfe gegen den Tod Entscheidungen, ohne sich Gedanken zu machen über die Folgen, die ihre Entscheidungen nach sich ziehen. Die Wissenschaft der Medizin hat nur vage Vorstellungen von der Rolle, die die Krankheit in der Ökonomie des Daseins spielt. Sie hat keine rechte Verwendung für die Möglichkeit, daß eine Krankheit einen Menschen bessert, ihm Erleuchtungen bringt, seinen Charakter läutert, seinem biologisch so schlecht funktionierenden Herzen die Funktion der Güte beibringt, deren sein gesundes Herz niemals fähig war. Sie hat ein Begriffsschema der normalen Funktion des biologischen Individuums und lehrt, wie man diese normale Funktion wieder herstellen kann. Den Ursachen der Störung der normalen biologischen Funktion geht die Wissenschaft nur soweit nach, als sie in ihr sehr eng gezogenes Begriffsschema hineinpassen. Daß eine Krankheit eine Störung der Harmonie des ganzen Menschen ist, ist kein Problem der wissenschaftlichen Medizin, sondern ein Problem des Arztes, der sich nicht mit dem biologischen Individuum, sondern mit dem Menschen in der Vollständigkeit seiner Humanitas zu befassen hat.

So kann es der Medizin eben so leicht geschehen, daß im Laufe der Zeit unter ihren Händen eine Welt von kerngesunden Schurken entsteht, wie es möglich ist, daß sie eines Tages mit einer einzigen Dosis eines wirksamen Serums jenes zarte Geschöpf am Leben erhält, welches der Descartes unserer Zeit werden kann.

Wenn man anfängt, über diese Sache nachzudenken, zeigt sich, daß sie nicht einfach ist. Es kann ja auch so kommen, daß der Staatsminister a. D., von den Schmerzen in seinem großen Zeh befreit, ein ausgezeichnetes Werk über Staatskunst verfaßt, das der Menschheit auf ihrem militanten Wege zum ewigen Frieden nützliche Dienste zu leisten geeignet ist. Auch ist es nie ganz ausgeschlossen, daß das Kamel wenigstens seinen Kopf durch das Nadelöhr zwängt und der Wucherer, vom Hauche der Ewigkeit gestreift, seine Zinsen von zwanzig auf fünfzehn Prozent herabsetzt. Der Chirurg kann das vorher nicht wissen.

Über die Gesundheit nachzudenken, hat auch die Theologie es an Eifer fehlen lassen. Der Mann aus Nazareth hat nicht nur Sünden verziehen, er hat auch Krankheiten geheilt.

Die Sünden hat die Kirche, die ehrwürdige Matrone der Humanitas, unter ihrer Obhut behalten. Was die Krankheiten anbelangt, so hat die Medizin der Kirche ihre alte Herrschaft entrissen. Zwar drückt noch immer, am Bett des Kranken, der Arzt dem Priester gern die Hand, aber doch nur, weil der Priester da noch weiter weiß, wo des Arztes Kunst zu Ende ist.

Die Kirche glaubt an die Wirksamkeit der Heilung von Gebresten durch die Macht der Heiligen, der Reliquien, der Gebete. Viele ihrer Wunder sind Heilungen gewesen. Kein Arzt, der etwas von den Geheimnissen der menschlichen Seele weiß, wird ihr darin widersprechen, so wenig wie ein Kardinal, der einen Diabetes hat, die Brauchbarkeit des Insulins bezweifeln wird. Aber die Art, wie die wissenschaftliche Medizin das Heilen betreibt, ist von der Theologie noch nicht ausreichend gründlich betrachtet worden.

An dieser Stelle zeigt sich die Anarchie unserer Zeit in der ganzen destruktiven Schönheit ihres zerrissenen Purpurs. Ein jeder von uns lebt in vielen Welten, über die kein Cartesius einen Himmel spannt, unter dem alle diese Welten in Harmonie miteinander vereinigt werden könnten.

Der Feldzug, den die Forschung gegen den Tod führt, hat zu großartigen Erfolgen geführt. Eine Aufgabe, die noch ihrer Lösung harrt, ist, diese Erfolge in eine Ordnung einzubauen, die ihnen einen Sinn gibt. Die Fortschritte, die die Forschung Jahr für Jahr erringt, sind nicht nur bewundernswerte Siege über den Tod, sondern auch eine ununterbrochene Mahnung an die menschliche Gesellschaft, sich ihrer eigenen Fähigkeiten würdig zu erweisen.

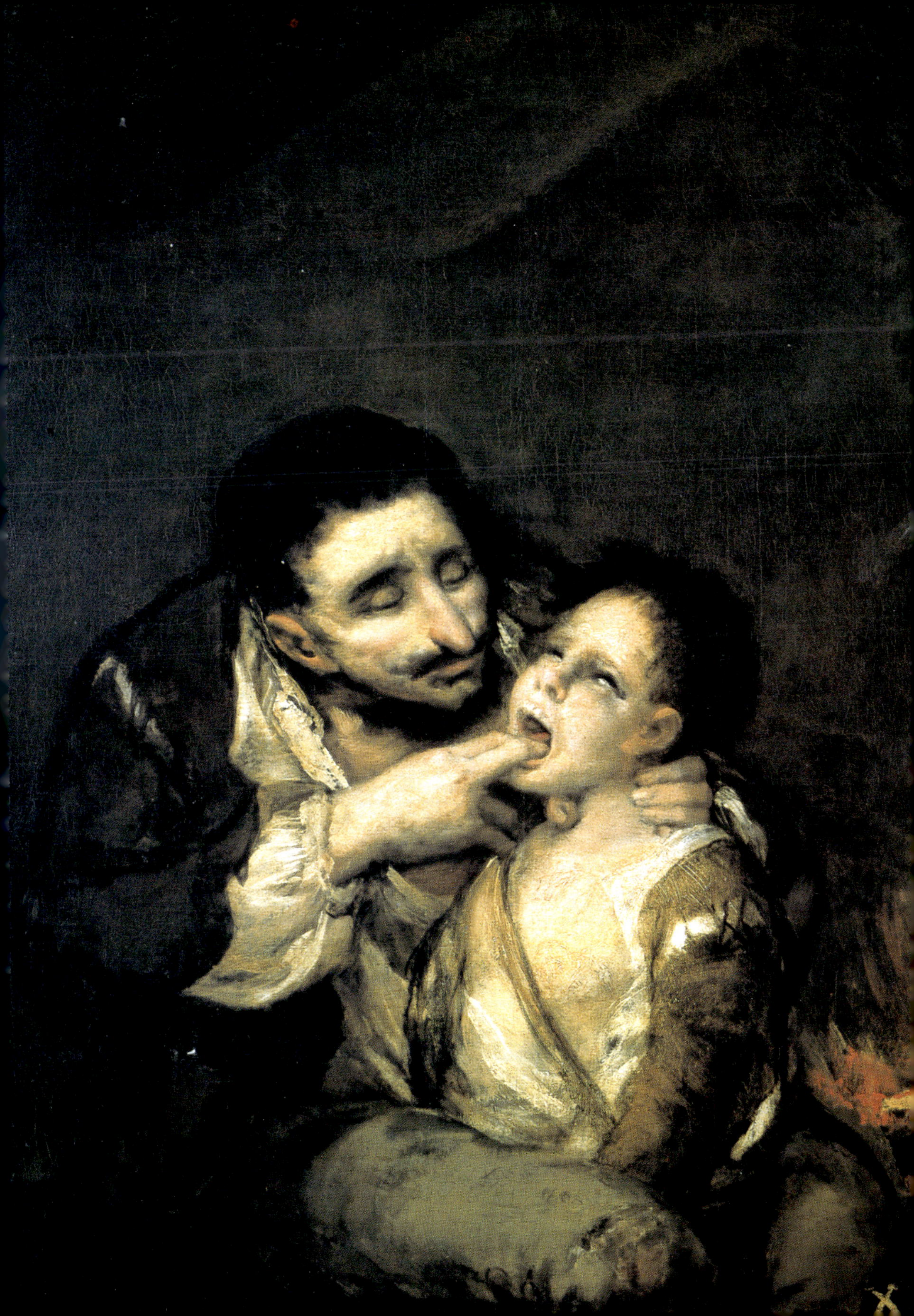

Gottfried Benn

Der Arzt

I

Mir klebt die süße Leiblichkeit
wie ein Belag am Gaumensaum.
Was je an Saft und mürbem Fleisch
um Kalkknochen schlotterte,
dünstet mit Milch und Schweiß in meine Nase.
Ich weiß, wie Huren und Madonnen riechen
nach einem Gang und morgens beim Erwachen
und zu Gezeiten ihres Bluts –
und Herren kommen in mein Sprechzimmer,
denen ist das Geschlecht zugewachsen:
die Frau denkt, sie wird befruchtet
und aufgeworfen zu einem Gotteshügel;
aber der Mann ist vernarbt,
sein Gehirn wildert über einer Nebelsteppe,
und lautlos fällt sein Samen ein.
Ich lebe vor dem Leib: und in der Mitte
klebt überall die Scham. Dahin wittert
der Schädel auch. Ich ahne: einst
werden die Spalte und der Stoß
zum Himmel klaffen von der Stirn.

II

Die Krone der Schöpfung, das Schwein, der Mensch –:
geht doch mit anderen Tieren um!
Mit siebzehn Jahren Filzläuse,
zwischen üblen Schnauzen hin und her,
Darmkrankheiten und Alimente,
Weiber und Infusorien,
mit vierzig fängt die Blase an zu laufen -:
meint ihr, um solch Geknolle wuchs die Erde
von Sonne bis zum Mond –? Was kläfft ihr denn?
Ihr sprecht von Seele – was ist eure Seele?
Verkackt die Greisin Nacht für Nacht ihr Bett –
schmiert sich der Greis die mürben Schenkel zu,
und ihr reicht Fraß, es in den Darm zu lümmeln,
meint ihr, die Sterne samten ab vor Glück…?
Äh! – Aus erkaltendem Gedärm
spie Erde wie aus anderen Löchern Feuer,
eine Schnauze Blut empor –:
das torkelt
den Abwärtsbogen
selbstgefällig in den Schatten.

III

Mit Pickeln in der Haut und faulen Zähnen
paart sich das in ein Bett und drängt zusammen
und säet Samen in des Fleisches Furchen
und fühlt sich Gott bei Göttin. Und die Frucht – :
das wird sehr häufig schon verquiemt geboren:
mit Beuteln auf dem Rücken, Rachenspalten,
schieläugig, hodenlos, in breite Brüche
entschlüpft die Därme –; aber selbst was heil
endlich ans Licht quillt, ist nicht eben viel,
und durch die Löcher tropft die Erde:
Spaziergang –: Föten, Gattungspack –:
ergangen wird sich. Hingesetzt. –
Finger wird berochen.
Rosine aus dem Zahn geholt.
Die Goldfischchen – !!! –!
Erhebung! Aufstieg! Weserlied!
Das Allgemeine wird gestreift. Gott
als Käseglocke auf die Scham gestülpt –:
der gute Hirte – –!! – – Allgemeingefühl! –
Und abends springt der Bock die Zibbe an.

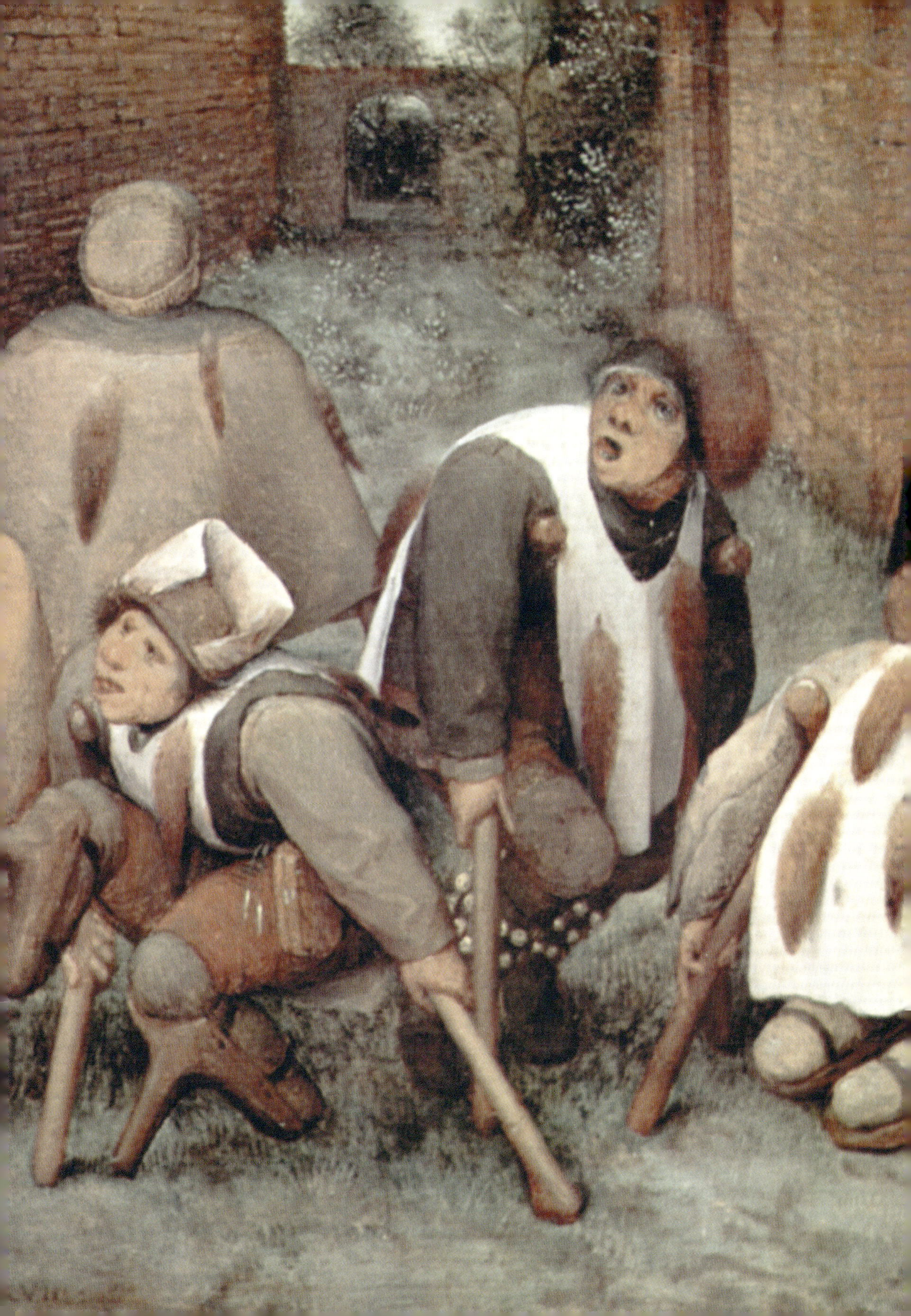

Gottfried Benn

Chaos

Chaos – Zeiten und Zonen
bluffende Mimikry,
großer Run der Aeonen
in die Stunde des Nie –
Marmor Milets, Travertine,
hippokratischer Schein,
Leichenkolombine:
die Tauben fliegen ein.
Ebenbild, inferniertes,
Erweichungsparasit,
Formen-onduliertes
lachhaft und sodomit
lobe –: die Hirne stümmeln
leck im Sursumscharnier,
den Herrn –: die Hirne lümmeln
Leichenwachs, Adipocire.

Bruch. Gonorrhoische Schwarten
machen das Weltgericht:
Waterloo: Bonaparten
paßte der Sattel nicht –
Fraß, Suff, Gifte und Gase –
wer kennte Gottes Ziel
anders als: Ausgang der Blase
erektil?
Fatum, Flamingohähne,
Geta am Darm kommod,
anderweit Tierschutzmäzene
kommt, ersticht ihn beim Kot –
Fraß, Suff, Seuchen und Stänke
um das Modder-Modell –
à bas die Kränke:
Individuell.

Keine Flucht. Kein Rauschen.
Chaos. Brüchiger Mann.
Fraß, Suff, Säfte tauschen
ihm was Lebendes an,
mit im Run der Aeonen
in die Stunde des Nie
durch der Zeiten und Zonen
leere Melancholie.

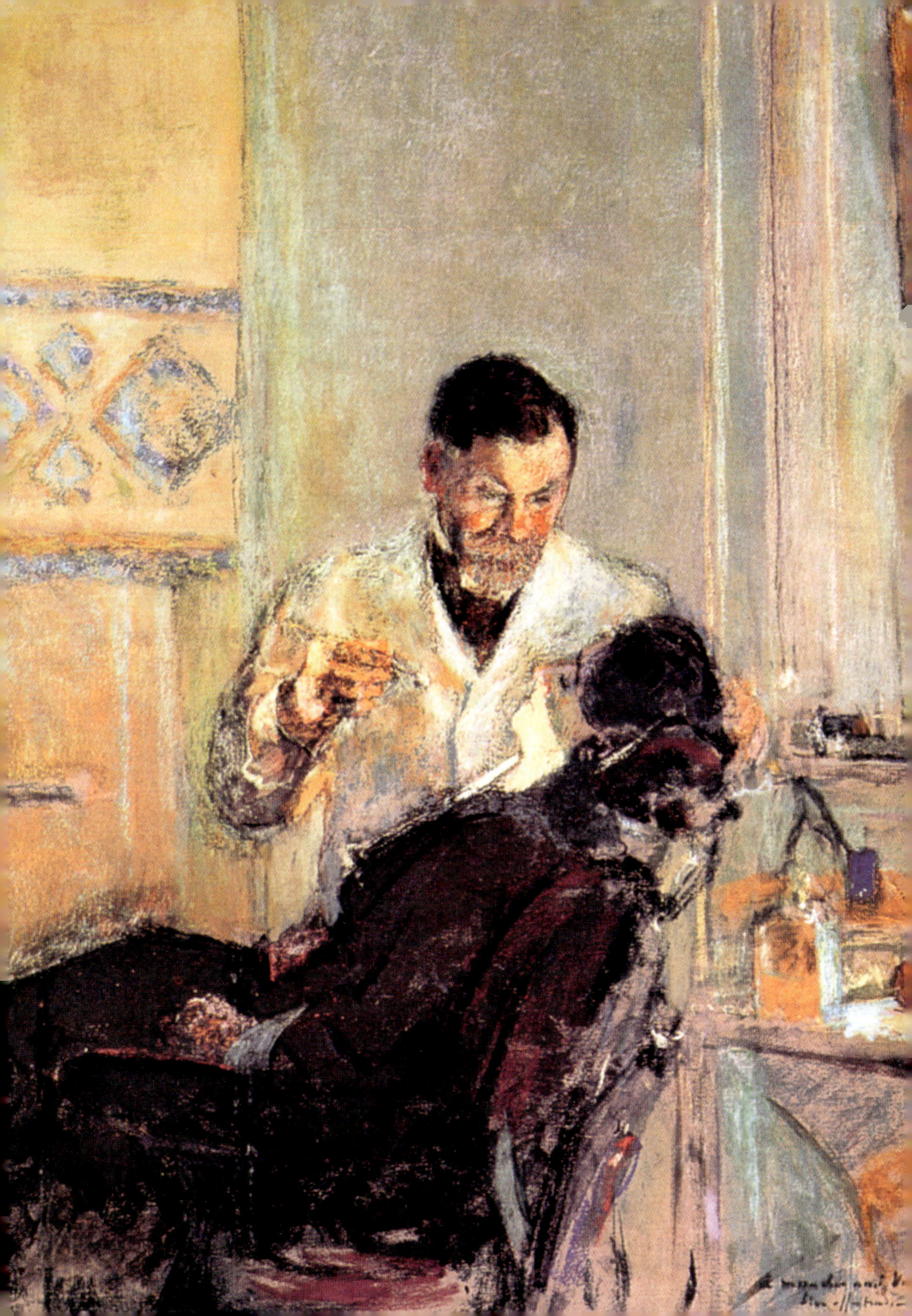

Gottfried Benn

Stadtarzt

Stadtarzt, Muskelpresse,
schaffensfroher Hort,
auch Hygienemesse
großes Aufbauwort,
wunderbare Waltung,
was der Hochtrieb schuf,
täglich Ausgestaltung,
Schwerpunkt im Beruf.
Normung selbst der Gase,
amtlich deputiert,
ob die Säuglingsblase
luftdicht funktioniert,
vorne Prophylaxe,
hinten Testogan,
und die Mittelachse
schraubt sich himmelan.

Zuchttyp: Faustkaliber,
strebend Buhnen baun,
Pol- und Packeisschieber,
Luftverdrängungsclown,
Rundfunk und Refraktor,
Wort verkommne Zahl,
Wort als Ausdrucksfaktor
gänzlich anomal.

Wunderbares Walten,
dort der Affensteiß,
hier der Hochgestalten
Licht- und Höhenreiß,
und als Edelmesse,
Gottes Gnadensproß,
züchtet Muskelpresse
Pithecanthropos.

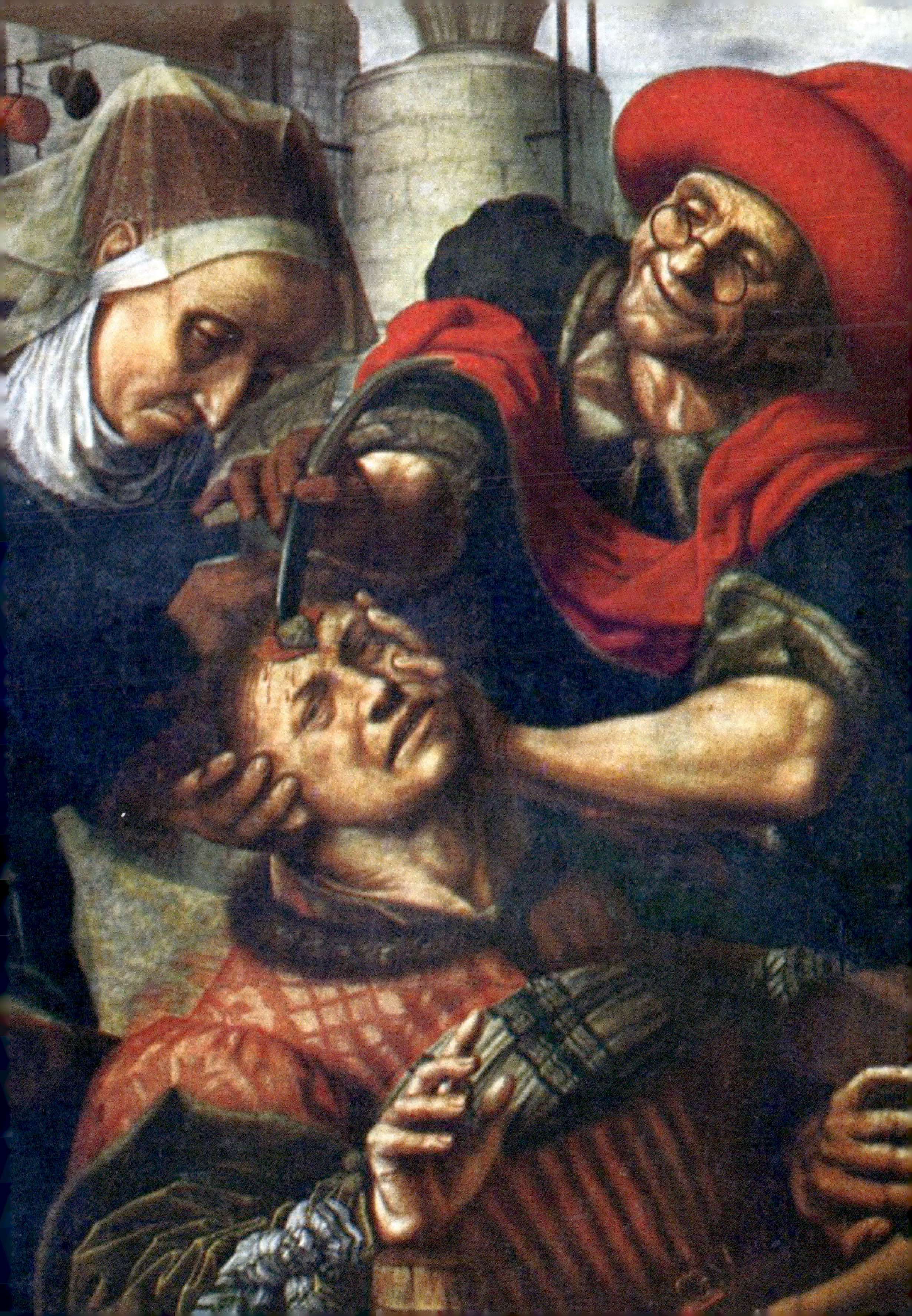

Gottfried Benn

Gehirne

»Wer glaubt, daß man
mit Worten lügen könne, könnte meinen,
daß es hier geschähe.«

Rönne, ein junger Arzt, der früher viel seziert hatte, fuhr durch Süddeutschland dem Norden zu. Er hatte die letzten Monate tatenlos verbracht; er war zwei Jahre lang an einem pathologischen Institut angestellt gewesen, das bedeutet, es waren ungefähr zweitausend Leichen ohne Besinnen durch seine Hände gegangen, und das hatte ihn in einer merkwürdigen und ungeklärten Weise erschöpft.

Jetzt saß er auf einem Eckplatz und sah in die Fahrt: es geht also durch Weinland, besprach er sich, ziemlich flaches, vorbei an Scharlachfeldern, die rauchen von Mohn. Es ist nicht allzu heiß; ein Blau flutet durch den Himmel, feucht und aufgeweht von Ufern; an Rosen ist jedes Haus gelehnt, und manches ganz versunken. Ich will mir ein Buch kaufen und einen Stift; ich will mir jetzt möglichst vieles aufschreiben, damit nicht alles so herunterfließt. So viele Jahre lebte ich, und alles ist versunken. Als ich anfing, blieb es bei mir? Ich weiß es nicht mehr.

Dann lagen in vielen Tunneln die Augen auf dem Sprung, das Licht wieder aufzufangen; Männer arbeiteten im Heu; Brücken aus Holz, Brücken aus Stein; eine Stadt und ein Wagen über Berge vor ein Haus.

Veranden, Hallen und Remisen, auf der Höhe eines Gebirges, in einen Wald gebaut – hier wollte Rönne den Chefarzt ein paar Wochen vertreten. Das Leben ist so allmächtig, dachte er, diese Hand wird es nicht unterwühlen können, und sah seine Rechte an.

Im Gelände war niemand außer Angestellten und Kranken; die Anstalt lag hoch; Rönne war feierlich zu Mute; umleuchtet von seiner Einsamkeit besprach er mit den Schwestern die dienstlichen Angelegenheiten fern und kühl.

Er überließ ihnen alles zu tun: das Herumdrehen der Hebel, das Befestigen der Lampen, den Antrieb der Motore, mit einem Spiegel dies und jenes zu beleuchten – es tat ihm wohl, die Wissenschaft in eine Reihe von Handgriffen aufgelöst zu sehen, die gröberen eines Schmiedes, die feineren eines Uhrmachers wert. Dann nahm er selber seine Hände, führte sie über die Röntgenröhre, verschob das Quecksilber der Quarzlampe, erweiterte oder verengte einen Spalt, durch den Licht auf einen Rücken fiel, schob einen Trichter in ein Ohr, nahm Watte und ließ sie im Gehörgang liegen und vertiefte sich in die Folgen dieser Verrichtung bei dem Inhaber des Ohrs: wie sich Vorstellungen bildeten von Helfer, Heilung, guter Arzt von allgemeinem Zutrauen und Weltfreude, und wie sich die Entfernung von Flüssigkeiten in das Seelische verwob. Dann kam ein Unfall und er nahm ein Holzbrettchen mit Watte gepolstert, schob es unter den verletzten Finger, wickelte eine Stärkebinde herum und überdachte, wie dieser Finger durch den Sprung über einen Graben oder eine übersehene Wurzel, durch einen Übermut oder einen Leichtsinn, kurz, in wie tiefem Zusammenhange mit dem Lauf und dem Schicksal dieses Lebens er gebrochen schien, während er ihn jetzt versorgen mußte wie einen Fernen und Entlaufenen, und er horchte in die Tiefe, wie in dem Augenblick, wo der Schmerz einsetzte, eine fernere Stimme sich vernehmen ließe.

Es war in der Anstalt üblich, die Aussichtslosen unter Verschleierung dieses Tatbestandes in ihre Familien zu entlassen wegen der Schreibereien und des Schmutzes, den der Tod mit sich bringt. Auf einen solchen trat Rönne zu, besah ihn sich: die künstliche Öffnung auf der Vorderseite, den durchgelegenen Rücken, dazwischen etwas mürbes Fleisch;

beglückwünschte ihn zu der gelungenen Kur und sah ihm nach, wie er von dannen trottete. Er wird nun nach Hause gehen, dachte Rönne, die Schmerzen als eine lästige Begleiterscheinung der Genesung empfinden, unter den Begriff der Erneuerung treten, den Sohn anweisen, die Tochter heranbilden, den Bürger hochhalten, die Allgemeinvorstellung des Nachbars auf sich nehmen, bis die Nacht kommt mit dem Blut im Hals. Wer glaubt, daß man mit Worten lügen könne, könnte meinen, daß es hier geschähe. Aber wenn ich mit Worten lügen könnte, wäre ich wohl nicht hier. Überall wohin ich sehe, bedarf es eines Wortes, um zu leben. Hätte ich doch gelogen, als ich zu diesem sagte: Glück auf!

Erschüttert saß er eines Morgens vor seinem Frühstückstisch; er fühlte so tief: der Chefarzt würde verreisen, ein Vertreter würde kommen, in dieser Stunde aus dem Bette steigen und das Brötchen nehmen: man denkt, man ißt, und das Frühstück arbeitet an einem herum. Trotzdem verrichtete er weiter, was an Fragen und Befehlen zu verrichten war; klopfte mit einem Finger der rechten Hand auf einen der linken, dann stand eine Lunge darunter; trat an Betten: guten Morgen, was macht Ihr Leib? Aber es konnte jetzt hin und wieder vorkommen, daß er durch die Hallen ging, ohne jeden einzelnen ordnungsgemäß zu befragen, sei es nach der Zahl seiner Hustenstöße, sei es nach der Wärme seines Darms. Wenn ich durch die Liegehallen gehe – dies beschäftigte ihn zu tief – in je zwei Augen falle ich, werde wahrgenommen und bedacht. Mit freundlichen und ernsten Gegenständen werde ich verbunden; vielleicht nimmt ein Haus mich auf, in das sie sich sehnen, vielleicht ein Stück Gerbholz, das sie einmal schmeckten. Und ich hatte auch einmal zwei Augen, die liefen rückwärts mit ihren Blicken; jawohl, ich war vorhanden: fraglos und gesammelt. Wo bin ich hingekommen? Wo bin ich? Ein kleines Flattern, ein Verwehn.

Er sann nach, wann es begonnen hätte, aber er wußte es nicht mehr: ich gehe durch eine Straße und sehe ein Haus und erinnere mich eines Schlosses, das ähnlich war in Florenz, aber sie streifen sich nur mit einem Schein und sind erloschen.

Es schwächt mich etwas von oben. Ich habe keinen Halt mehr hinter den Augen. Der Raum wogt so endlos; einst floß er doch auf eine Stelle. Zerfallen ist die Rinde, die mich trug.

Oft, wenn er von solchen Gängen in sein Zimmer zurückgekehrt war, drehte er seine Hände hin und her und sah sie an. Und einmal beobachtete eine Schwester, wie er sie beroch oder vielmehr, wie er über sie hinging, als prüfe er ihre Luft, und wie er dann die leicht gebeugten Handflächen, nach oben offen, an den kleinen Fingern zusammenlegte, um sie dann einander zu und ab zu bewegen, als bräche er eine große, weiche Frucht auf oder als böge er etwas auseinander. Sie erzählte es den anderen Schwestern; aber niemand wußte, was es zu bedeuten habe. Bis es sich ereignete, daß in der Anstalt ein größeres Tier geschlachtet wurde. Rönne kam scheinbar zufällig herbei, als der Kopf aufgeschlagen wurde, nahm den Inhalt in die Hände und bog die beiden Hälften auseinander. Da durchfuhr es die Schwester, daß dies die Bewegung gewesen sei, die sie auf dem Gang beobachtet hatte. Aber sie wußte keinen Zusammenhang herzustellen und vergaß es bald.

Rönne aber ging durch die Gärten. Es war Sommer; Otternzungen schaukelten das Himmelsblau, die Rosen blühten, süß geköpft. Er spürte den Drang der Erde: bis vor seine Sohlen und das Schwellen der Gewalten: nicht mehr durch sein Blut. Vornehmlich aber ging er Wege, die im Schatten lagen und solche mit vielen Bänken; häufig mußte er ruhen vor der Hemmungslosigkeit des Lichtes, und preisgegeben fühlte er sich einem atemlosen Himmel.

Allmählich fing er an, seinen Dienst nur noch unregelmäßig zu versehen: namentlich aber, wenn er sich gesprächsweise zu dem Verwalter oder der Oberin über irgendeinen Gegenstand äußern sollte, wenn er fühlte, jetzt sei es daran, eine Äußerung seinerseits dem in Frage stehenden Gegenstand zukommen zu lassen, brach er förmlich zusammen. Was solle man denn zu einem Geschehen sagen? Geschähe es nicht so, geschähe es ein wenig anders. Leer würde die Stelle nicht bleiben. Er aber möchte nur leise vor sich hinsehn und in seinem Zimmer ruhn.

Wenn er aber lag, lag er nicht wie einer, der erst vor ein paar Wochen gekommen war, von einem See und über die Berge; sondern als wäre er mit der Stelle, auf der sein Leib jetzt lag, emporgewachsen und von den langen Jahren geschwächt; und etwas Steifes und Wächsernes war an ihm lang, wie abgenommen von den Leibern, die sein Umgang gewesen waren.

Auch in der Folgezeit beschäftigte er sich viel mit seinen Händen. Die Schwester, die ihn bediente, liebte ihn sehr; er sprach immer so flehentlich mit ihr, obschon sie nicht recht wußte, um was es ging. Oft fing er etwas höhnisch an: er kenne diese fremden Gebilde, seine Hände hätten sie gehalten. Aber gleich verfiel er wieder: sie lebten in Gesetzen, die nicht von uns seien und ihr Schicksal sei uns so fremd wie das eines Flusses, auf dem wir fahren. Und dann ganz erloschen, den Blick schon in einer Nacht: um zwölf chemische Einheiten handele es sich, die zusammengetreten wären nicht auf sein Geheiß, und die sich trennen würden, ohne ihn zu fragen. Wohin solle man sich dann sagen? Es wehe nur über sie hin.

Er sei keinem Ding mehr gegenüber; er habe keine Macht mehr über den Raum, äußerte er einmal; lag fast ununterbrochen und rührte sich kaum.

Er schloß sein Zimmer hinter sich ab, damit niemand auf ihn einstürmen könne; er wollte öffnen und gefaßt gegenüberstehen.

Anstaltswagen, ordnete er an, möchten auf der Landstraße hin und her fahren; er hatte beobachtet, es tat ihm wohl, Wagenrollen zu hören: das war so fern, das war wie früher, das ging in eine fremde Stadt.

Er lag immer in einer Stellung: steif auf dem Rücken. Er lag auf dem Rücken, in einem langen Stuhl, der Stuhl stand in einem geraden Zimmer, das Zimmer stand im Haus und das Haus auf einem Hügel. Außer ein paar Vögeln war er das höchste Tier. So trug ihn die Erde leise durch den Äther und ohne Erschüttern an allen Sternen vorbei.

Eines Abends ging er hinunter zu den Liegehallen; er blickte die Liegestühle entlang, wie sie alle still unter ihren Decken die Genesung erwarteten; er sah sie an, wie sie dalagen: alle aus Heimaten, aus Schlaf voll Traum, aus Abendheimkehr, aus Gesängen von Vater zu Sohn, zwischen Glück und Tod – er sah die Halle entlang und ging zurück.

Der Chefarzt wurde zurückgerufen; er war ein freundlicher Mann, er sagte, eine seiner Töchter sei erkrankt. Rönne aber sagte: sehen Sie, in diesen meinen Händen hielt ich sie, hundert oder auch tausend Stück; manche waren weich, manche waren hart, alle sehr zerfließlich; Männer, Weiber, mürbe und voll Blut. Nun halte ich immer mein eigenes in meinen Händen und muß immer darnach forschen, was mit mir möglich sei. Wenn die Geburtszange hier ein bißchen tiefer in die Schläfe gedrückt hätte…? Wenn man mich immer über eine bestimmte Stelle des Kopfes geschlagen hätte…? Was ist es denn mit den Gehirnen? Ich wollte immer auffliegen wie ein Vogel aus der Schlucht; nun lebe ich außen im Kristall. Aber nun geben Sie mir bitte den Weg frei, ich schwinge wieder – ich war so müde – auf Flügeln geht dieser Gang – mit meinem blauen Anemonenschwert – in Mittagsturz des Lichts – in Trümmern des Südens – in zerfallendem Gewölk – Zerstäubungen der Stirne – Entschweifungen der Schläfe.

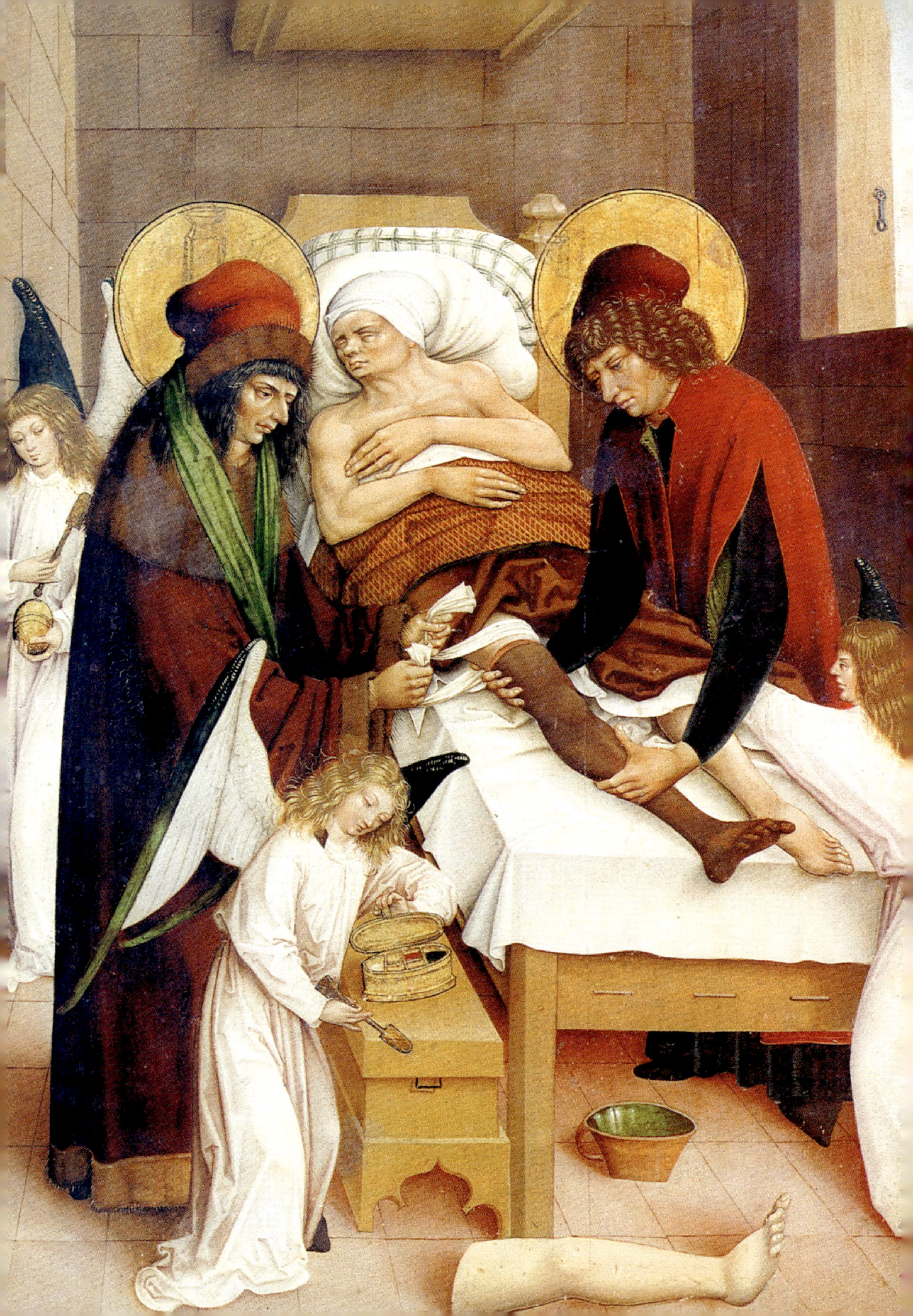

MICHAIL BULGAKOW

Das Handtuch mit dem Hahn

Wer noch nie im Pferdewagen öde Feldwege entlanggezockelt ist, dem brauche ich nichts darüber zu erzählen, er begreift es doch nicht. Wer es aber schon erlebt hat, den möchte ich nicht daran erinnern.

Kurz und gut: Für die vierzig Werst, die die Kreisstadt Gratschowka vom Krankenhaus in Murjewo trennen, brauchten der Fuhrmann und ich genau vierundzwanzig Stunden. Kurios genau: Um zwei Uhr nachmittags am 16. September 1917 passierten wir den letzten Kornspeicher am Stadtrand des bemerkenswerten Gratschowka, und um fünf nach zwei am 17. September desselben unvergeßlichen siebzehner Jahres stand ich auf dem vom Septemberregen gepeitschten sterbenden und zerlaugten Gras im Hof des Krankenhauses von Murjewo. Da stand ich und war in folgender Verfassung: die Beine dermaßen steif, daß ich gleich hier im Hof in Gedanken Lehrbücher durchblätterte, stumpf bemüht, mich zu entsinnen, ob tatsächlich eine Krankheit existiert, bei der die menschlichen Muskeln erstarren, oder ob ich das nachts im Dorf Grabilowka nur geträumt hatte. Wie hieß sie auf lateinisch, die verfluchte Krankheit? Jeder Muskel schmerzte unerträglich und erinnerte an Zahnweh. Von den Zehen ganz zu schweigen, sie ließen sich im Stiefel nicht mehr bewegen und lagen reglos wie hölzerne Stummel. Ich gebe zu, in einer Anwandlung von Kleinmut habe ich flüsternd die Medizin verwünscht wie auch die Studienbewerbung, die ich fünf Jahre zuvor beim Rektor der Universität eingereicht hatte. Von oben schüttete es unterdes wie aus einem Sieb. Mein Mantel war vollgesogen wie ein Schwamm. Mit den Fingern der rechten Hand versuchte ich vergeblich den Koffergriff zu fassen und spuckte schließlich ins nasse Gras. Meine Finger konnten nichts greifen, und wieder fiel mir, der ich mit allerlei Kenntnissen aus interessanten medizinischen Büchern vollgestopft war, eine Krankheit ein: die Paralyse. Paralysis, sagte ich, weiß der Teufel, weshalb, verzweifelt zu mir.

»A-an eure Straßen hier muß man sich erst g-gewöhnen«, sprach ich mit hölzernen blauen Lippen.

Dabei glotzte ich den Fuhrmann böse an, obwohl er eigentlich am Zustand der Straße keine Schuld trug.

»Ach, Genosse Doktor«, antwortete er und konnte die Lippen unter dem blonden Schnurrbärtchen kaum bewegen. »Ich fahr hier schon fünfzehn Jahre und hab mich auch noch nicht daran gewöhnt.«

Ich erschauerte und betrachtete verzagt das zweigeschossige Gebäude mit der abblätternden weißen Farbe, die ungeweißten Balkenwände des Feldscherhäuschens und meine künftige Residenz, ein zweigeschossiges, blitzsauberes Haus mit geheimnisvollen grabesartigen Fenstern, und stieß einen langen Seufzer aus. Sogleich durchzuckte meinen Kopf statt lateinischer Wörter der genießerische Satz, den in meinem von der Kälte und dem Geschaukel benommenen Gehirn ein dicker Tenor mit hellblauen Hüften sang: Sei mir gegrüßt, ersehntes Obdach… Leb wohl, leb wohl für lange, goldrotes Bolschoitheater, Moskau, Schaufenster… ach, lebt wohl.

Das nächste Mal ziehe ich den Schafpelz an, dachte ich mit wütender Verzweiflung und zerrte steiffingrig an den Kofferriemen. Allerdings ist das nächste Mal schon Oktober, da kann ich gleich zwei Schafpelze anziehen. Und vor einem Monat fahre ich nicht nach Gratschowka. Auf keinen Fall. Überlegen Sie selbst, wir mußten übernachten! Zwanzig Werst hatten wir zurückgelegt und befanden uns in wahrer Grabesfinsternis… Nacht… In Grabilowka mußten wir übernachten… Der

Lehrer nahm uns auf... Heute morgen sind wir um sieben losgefahren... und dann kommt man – du lieber Gott – langsamer als ein Fußgänger vorwärts. Ein Rad kracht in ein Loch, das andere hebt sich in die Luft, der Koffer – rums – auf die Füße... Dann auf die eine Seite, auf die andere, mit der Nase nach vorn, dann mit dem Genick. Und von oben gießt und gießt es, und man friert durch bis auf die Knochen. Hätte ich etwa voraussehen können, daß ein Mensch mitten im grauen und sauren September auf dem Feld frieren kann wie im grimmigsten Winter? Wie sich zeigt, kann er. Und während man eines langsamen Todes stirbt, sieht man immer nur ein und dasselbe. Rechts das bucklige, abgeknabberte Feld, links ein verkümmertes Waldstück, daneben halb zerfallene graue Hütten, fünf oder sechs an der Zahl. Es scheint, als gäbe es keine lebende Seele darin. Schweigen, Schweigen ringsum...

Endlich gab der Koffer nach. Der Fuhrmann beugte sich darüber und schob ihn auf mich zu. Ich wollte ihn am Riemen fassen, doch meine Hand versagte, und mein dickgeschwollener, mir zum Ekel gewordener Weggefährte, vollgestopft mit Büchern und allem möglichen Plunder, plumpste, mir gegen die Beine schlagend, ins Gras.

»Ach, du lie...«, setzte der Fuhrmann erschrocken an, doch ich machte ihm keine Vorwürfe, denn meine Beine taugten ohnehin bloß noch zum Wegschmeißen.

»He, ist da wer? He!« schrie der Fuhrmann und schlug mit den Armen um sich wie ein Hahn mit den Flügeln. »He, ich hab den Doktor hergebracht!«

Da drückten sich Gesichter an die dunklen Fenster des Feldscherhäuschens, eine Tür klappte, dann sah ich einen Mann in zerrissenem Mantel und Stiefeln durchs Gras auf mich zuhumpeln. Respektvoll riß er zwei Schritte vor mir die Schirmmütze vom Kopf, lächelte verschämt und begrüßte mich mit heiserem Stimmchen: »Guten Tag, Genosse Doktor.«

»Wer sind Sie denn?« fragte ich.

»Jegorytsch bin ich«, stellte er sich vor, »der hiesige Wächter. Wir warten ja schon so auf Sie.«

Sogleich ergriff er den Koffer, schulterte ihn und trug ihn weg. Ich stakste hinter ihm her, erfolglos bemüht, die Hand in die Hosentasche zu schieben, um das Portemonnaie hervorzuholen.

Der Mensch braucht eigentlich sehr wenig. Vor allem braucht er ein wärmendes Feuer. Beim Aufbruch in die Einöde von Murjewo hatte ich mir, das fiel mir jetzt ein, noch in Moskau vorgenommen, mich würdevoll zu geben. Mein jugendliches Aussehen hatte mir schon auf den ersten Schritten das Dasein vergällt. Jedem mußte ich mich vorstellen: »Doktor Soundso.«

Und jeder zog unweigerlich die Augenbrauen hoch. »Wirklich? Ich dachte, Sie wären Student.«

»Nein, ich bin schon fertig«, antwortete ich dann mürrisch und dachte: Ich muß mir eine Brille zulegen, jawohl. Aber diese Anschaffung hatte keinen Zweck, denn meine Augen waren gesund und noch nicht von Lebenserfahrung getrübt. Da mich somit keine Brille vor freundlich herablassendem Lächeln schützte, trachtete ich, mir achtungsgebietendes Gehaben anzugewöhnen. Ich versuchte, gemessen und gewichtig zu sprechen, hastige Bewegungen nach Möglichkeit zu vermeiden und nicht zu rennen wie ein Dreiundzwanzigjähriger, der die Universität gerade hinter sich hat, sondern zu gehen. Doch wie ich nun nach vielen Jahren weiß, gelang mir das sehr schlecht.

Gerade jetzt brach ich diesen meinen ungeschriebenen Verhaltenskodex. Zusammengekrümmt und in Socken saß ich da, nicht in meinem stillen Kämmerlein, sondern in der Küche, und drängte mich wie ein Feueranbeter hingerissen und leidenschaftlich an die im Herd lodernden Birkenscheite. Links von mir stand mit dem Boden nach oben ein Zuber, darauf lagen meine Schuhe, ein kahl gerupfter Hahn mit blutigem Hals und daneben der Haufen seiner bunten Federn. Ich hatte nämlich noch im Zustand der Erstarrung eine ganze Reihe von Handlungen ausgeführt, die das Leben von mir forderte. Die spitznasige Axinia, Jegorytschs Frau, war von mir in das Amt meiner Köchin eingesetzt worden. Demzufolge war unter ihren Händen der Hahn gestorben. Ich sollte ihn essen. Ich hatte mich mit allen bekannt gemacht. Der Feldscher hieß Demjan Lukitsch, die Hebammen hießen Pelageja Iwanowna und Anna Nikolajewna. Ich hatte einen Rundgang durch das Krankenhaus gemacht und mich restlos davon überzeugt, daß es überaus reich mit Instrumenten versehen war. Genauso restlos überzeugt mußte ich zugeben (natürlich nur im stillen), daß die Bestimmung vieler der jungfräulich glänzenden Instrumente mir gänzlich unbekannt war. Ich hatte sie, ehrlich gesagt, noch nie gesehen, geschweige denn in der Hand gehalten.

»Hm«, brummte ich vielsagend, »Sie haben ja ein hübsches Instrumentarium. Hm…«

»Gewiß doch«, versetzte Demjan Lukitsch behaglich, »alles dank den Bemühungen Ihres Vorgängers Leopold Leopoldowitsch. Er hat ja von früh bis spät operiert.«

Da brach mir kalter Schweiß aus, und ich blickte wehmütig auf die spiegelnden Schränkchen.

Danach gingen wir durch die leeren Krankenzimmer, in denen ohne weiteres vierzig Personen unterzubringen waren. »Bei Leopold Leopoldowitsch waren es manchmal auch fünfzig«, tröstete mich Demjan Lukitsch, und Anna Nikolajewna, eine Frau mit grauem Haarkranz, fügte zu allem Überfluß hinzu:

»Doktor, Sie sind noch so jung, so jung… Geradezu erstaunlich, wie ein Student sehen Sie aus.«

Ach du Donner, dachte ich, die sind sich ja alle einig, wirklich wahr!

Und trocken knurrte ich durch die Zähne:

»Hm… nein… das heißt, ja, ich bin noch jung…«

Dann stiegen wir hinunter in die Apotheke, und ich sah, hier fehlte allenfalls Vogelmilch. In den beiden ziemlich dunklen Räumen roch es kräftig nach Kräutern, und in den Regalen fand sich alles, was man wollte. Es gab sogar patentierte ausländische Mittel, und ich brauche nicht hinzuzufügen, daß ich noch nie von ihnen gehört hatte.

»Hat alles Leopold Leopoldowitsch bestellt«, berichtete Pelageja Iwanowna stolz.

Dieser Arzt muß ein Genie gewesen sein, dachte ich, durchdrungen von Hochachtung für den geheimnisvollen Leopold, der das stille Murjewo verlassen hatte.

Der Mensch braucht nicht nur wärmendes Feuer, er muß sich auch einleben. Den Hahn hatte ich längst aufgegessen, Jegorytsch hatte mir einen Strohsack gestopft und ein Laken darübergebreitet, und im Arbeitszimmer meiner Residenz brannte die Lampe. Ich saß da und blickte wie verzaubert auf die dritte Errungenschaft des legendären Leopold: den vollgestopften Bücherschrank. Allein über Chirurgie fand ich bei flüchtigem Zählen an die dreißig Bände in russischer und deutscher Sprache. Und über Therapie! Und die fabelhaften Atlanten der Hautkrankheiten!

Der Abend rückte näher, ich lebte mich ein.

Ich bin gänzlich unschuldig, dachte ich immer wieder qualvoll, ich habe ein Diplom, habe fünfzehn Einsen. Ich habe schon in der Hauptstadt zu verstehen gegeben, daß ich als zweiter Arzt gehen möchte. Aber nein. Man hat gelächelt und gesagt: »Leben sie sich ein.« Nun lebe dich mal ein! Und wenn ein Bruch gebracht wird? Wie soll ich mich mit dem einleben? Und vor allem, wie wird sich der Patient mit dem Bruch unter meinen Händen fühlen? Im Jenseits wird er sich einleben. (Es lief mir kalt den Rücken hinunter.)

Und vereiterte Blinddarmentzündung? Ha! Und Diphtherie bei den Dorfkindern? Und wenn ein Luftröhrenschnitt angezeigt ist? Aber auch ohne Luftröhrenschnitt werde ich mich nicht eben wohl fühlen. Und... und die Geburten? Die habe ich ganz vergessen! Regelwidrige Lagen. Was mach ich dann? Na? So was von Leichtsinn! Ich hätte dieses Revier ablehnen müssen. Unbedingt. Hier hätte irgendein Leopold hergehört.

In Schwermut und Dämmerlicht durchschritt ich das Zimmer. Wenn ich auf gleicher Höhe mit der Lampe war, sah ich in der grenzenlosen Finsternis der Felder mein bleiches Gesicht neben dem Lampenlicht im Fenster.

Ich bin wie der falsche Demetrius, dachte ich dümmlich und setzte mich wieder an den Tisch.

Zwei Stunden lang quälte ich mich in meiner Einsamkeit, bis meine Nerven die selbstfabrizierten Ängste nicht mehr ertragen konnten. Da beruhigte ich mich langsam und schmiedete sogar Pläne.

So ist das… Die Sprechstunde soll jetzt kaum besucht sein. In den Dörfern wird Flachs gebrochen, die Wege sind unpassierbar. Gerade jetzt werden sie dir einen Bruch bringen, dröhnte eine rauhe Stimme in meinem Gehirn, wegen eines Schnupfens (einer leichten Krankheit) kommt bei dem Schlamm keiner, aber einen Bruch, den schleppen sie an, verlaß dich drauf, lieber Collega Doktor.

Nicht dumm, die Stimme, was? Ich schauderte.

Schweig, fuhr ich die Stimme an, es muß ja nicht gleich ein Bruch sein. Was soll die Neurasthenie? Wer A sagt, muß auch B sagen.

Mitgegangen, mitgefangen, mitgehangen, antwortete die Stimme boshaft.

So ist das… Das Arzneibuch behalte ich bei mir. Wenn ich was verschreiben muß, kann ich beim Händewaschen nachdenken. Das Buch wird aufgeschlagen neben dem Aufnahmebuch liegen. Ich werde wirksame, doch einfache Medikamente verschreiben. Na, zum Beispiel Natrium salicylicum, 0,5 je Pulver, dreimal täglich…

Dann kannst du auch Soda verschreiben! antwortete mein innerer Gesprächspartner mit unverhohlenem Spott.

Wozu denn Soda? Ich werde auch Ipecacuanha-Aufguß verschreiben, hundertachtzigfach verdünnt. Oder zweihundertfach. Bitte sehr.

Und obwohl in dieser Einsamkeit unter der Lampe kein Mensch Ipecacuanha von mir verlangt hatte, blätterte ich sogleich ängstlich das Arzneibuch durch, sah unter Ipecacuanha nach und las dann mechanisch, daß es auf der Welt »Insipin«gibt. Das sei nichts anderes als »Chinindiglycolsäureester«. Ich erfuhr, daß es nicht nach Chinin schmeckt. Aber wozu dient es? Und wie verschreibt man es? Ist es ein Pulver? Hol's der Teufel!

Insipin hin, Insipin her, aber was mache ich bei einem Bruch? beharrte die Angst in Gestalt der inneren Stimme.

In die Wanne setzen, verteidigte ich mich wütend. In die Wanne. Und dann den Bruch zurückzudrängen versuchen.

Es ist ein eingeklemmter, mein Lieber! Was, zum Teufel, soll da ein Wannenbad! Ein eingeklemmter Bruch, sang die Angst mit dämonischer Stimme. Da mußt du schneiden.

Nun gab ich auf und hätte fast geweint. Und ich schickte ein Flehen in die Dunkelheit vor dem Fenster: Alles, bitte nur keinen eingeklemmten Bruch.

Die Müdigkeit sang:

Leg dich schlafen, unglückseliger Äskulap. Schlaf dich aus, am Morgen siehst du weiter. Beruhige dich, junger Neurastheniker. Schau doch, die Dunkelheit vor den Fenstern ist ruhig, die erkaltenden Felder schlafen, es gibt keinen Bruch. Am Morgen siehst du weiter. Lebst dich ein. Schlafe. Lege den Atlas weg. Jetzt kapierst du sowieso kein Jota mehr. Der Bruchhals…

Wie er hereingestürzt war, konnte ich mir nicht einmal vorstellen. Der Türriegel hatte geklirrt und Axinia etwas gepiepst. Und vor dem Fenster war ein Wagen vorübergeknarrt.

Er war ohne Mütze, trug eine offenstehende Pelzjoppe, hatte einen ungepflegten Kinnbart und irr blickende Augen.

Er bekreuzigte sich, fiel auf die Knie und bumste mit der Stirn auf den Fußboden. Das galt mir. Jetzt ist es aus, dachte ich trübsinnig.

»Nicht doch, nicht doch, nicht doch!« murmelte ich und zog an dem grauen Ärmel.

Sein Gesicht verzerrte sich, und er stammelte, sich verschluckend, als Antwort:

»Herr Doktor… Herr… die Einzige, die Einzige… Die Einzige!« Er schrie es plötzlich mit jugendlich klangvoller Stimme, so daß der Lampenschirm erzitterte. »Ach, Du unser Herrgott… Ach…« Gramvoll rang er die Hände und schlug wieder mit der Stirn gegen die Dielenbretter, als wolle er sie zertrümmern. »Wofür? Wofür die Strafe? Womit haben wir Dich erzürnt?«

»Was ist denn passiert?« rief ich und fühlte mein Gesicht kalt werden.

Er sprang auf die Füße, wankte und flüsterte: »Herr Doktor, was Sie wollen… Ich geb Ihnen Geld… Sie kriegen Geld, soviel Sie wollen. Soviel Sie wollen. Ich bring Ihnen Lebensmittel… Daß sie bloß nicht stirbt. Bloß nicht stirbt. Wenn sie ein Krüppel bleibt, macht nichts. Macht nichts!« schrie er zur Decke hinauf. »Wir füttern sie durch, haben genug.«

Axinias bleiches Gesicht schwebte im schwarzen Türrechteck. Bangigkeit umschlang mein Herz.

»Was ist denn? So reden Sie doch!« schrie ich unbeherrscht.

Er verstummte, dann flüsterte er, als teile er mir ein Geheimnis mit, und seine Augen wurden bodenlos tief dabei:

»Sie ist in die Flachsbreche gekommen…«

»Flachsbreche?« fragte ich zurück. »Was ist das?«

»Flachs, sie haben Flachs gebrochen, Herr Doktor«, erklärte Axinia flüsternd, »die Flachsbreche… Flachs wird damit gebrochen…«

Es geht schon los. Schon. Oh, warum bin ich hergekommen! dachte ich entsetzt.

»Wer denn?«

»Meine Tochter«, antwortete er flüsternd, dann schrie er: »Helfen Sie!« Wieder warf er sich zu Boden, und seine gleichlang geschnittenen Haare fielen ihm über die Augen.

Die Lampe mit dem verbogenen Blechschirm brannte hell. Ich sah das Mädchen auf dem frisch duftenden weißen Wachstuch des Operationstisches liegen und vergaß den Bruch.

Ihr heller, etwas rötlicher Zopf hing verfilzt vom Tisch. Der Zopf war von gigantischer Länge, er reichte bis zum Fußboden.

Der Kattunrock war zerfetzt, das Blut darauf von verschiedener Farbe – bräunliche und fettig rote Flecke. Das Licht der Blitzlampe kam mir gelb und lebendig, ihr Gesicht papiern, ihre Nase spitz vor.

Ihr gipsweißes regloses Gesicht war von wahrhaft seltener Schönheit. Ein solches Antlitz sieht man nicht oft.

Im Operationssaal herrschte wohl zehn Sekunden lang völliges Schweigen, doch durch die geschlossene Tür war zu hören, wie immer wieder der Bauer dumpfe Schreie ausstieß und mit dem Kopf gegen den Fußboden bumste. Er ist verrückt geworden, dachte ich. Die Schwestern werden ihm schon was eingeben... Wie kommt er zu einer so schönen Tochter? Allerdings hat er regelmäßige Gesichtszüge... Die Mutter muß schön gewesen sein... Er ist wohl Witwer...

»Ist er Witwer?« flüsterte ich mechanisch.

»Ja«, antwortete Pelageja Iwanowna leise.

In diesem Moment zerriß Demjan Lukitsch mit einer jähen, gleichsam wütenden Bewegung ihren Rock vom Saum bis zum Bund. Was ich nun erblickte, übertraf meine Erwartungen. Das linke Bein war eigentlich nicht mehr da. Vom zerschmetterten Knie abwärts nur blutiges Gefetze und zerquetschte rote Muskeln, weiße Knochensplitter starrten spitz nach allen Seiten. Das rechte Bein war im Unterschenkel gebrochen, und zwar so, daß beide Knochenenden durch die Haut spießten. Dadurch lag ihr Fuß leblos, wie abgetrennt und zur Seite gedreht.

»Ja«, sagte der Feldscher leise und fügte nichts mehr hinzu.

Ich löste mich aus meiner Erstarrung und griff nach ihrem Puls. Er war an dem kalten Handgelenk nicht zu tasten. Erst nach einigen Sekunden fand ich das kaum spürbare Pochen. Dann setzte es aus, ich warf einen Blick auf ihre blau werdenden Nasenflügel und die weißen Lippen... und wollte schon sagen: Ex..., doch ich hielt mich glücklicherweise zurück... Wieder das Pochen, dünn wie ein Fädchen.

So also erlischt ein zerfetzter Mensch, dachte ich, da ist nichts mehr zu machen.

Doch plötzlich sagte ich rauh und erkannte meine eigene Stimme nicht:

»Kampfer.«

Da beugte sich Anna Nikolajewna an mein Ohr und raunte: »Wozu, Doktor? Quälen Sie sie nicht. Wozu jetzt noch spritzen? Gleich bleibt sie weg... Sie können sie nicht retten.«

Wütend und finster drehte ich mich nach ihr um und sagte:

»Ich hatte um Kampfer gebeten.«

So daß Anna Nikolajewna errötend mit beleidigter Miene zum Tischchen eilte und eine Ampulle aufbrach.

Der Feldscher schien den Kampfer auch zu mißbilligen. Nichtsdestoweniger griff er rasch und geschickt nach der Spritze und drückte das gelbe Öl unter die Schulterhaut.

Stirb. Stirb schneller, dachte ich, stirb. Was soll ich sonst mit dir machen?

»Gleich stirbt sie«, flüsterte der Feldscher, als hätte er meine Gedanken erraten. Er schielte nach dem Laken, schien es sich aber anders überlegt zu haben: zu schade, das Laken blutig zu machen.

Doch in wenigen Augenblicken würden wir sie ohnehin zudecken müssen. Sie lag da wie ein Leichnam, aber sie starb nicht. In meinem Kopf wurde es plötzlich hell, wie unter dem Glasdach unseres fernen Anatomiehörsaals.

»Noch mehr Kampfer«, krächzte ich.

Wieder injizierte der Feldscher gehorsam das Öl.

Am Ende stirbt sie nicht? dachte ich verzweifelt. Am Ende muß ich... Es wurde immer heller in meinem Gehirn, und plötzlich wußte ich ohne alle Lehrbücher, ohne Ratschläge, ohne Hilfe – und die Gewißheit, daß ich es wußte, war fest wie Eisen –, daß ich jetzt gleich zum erstenmal in meinem Leben an einer Sterbenden eine Amputation vornehmen mußte. Sie würde mir unter dem Messer wegbleiben. Ach, sie würde unter dem Messer sterben. Sie hatte doch gar kein Blut mehr! Zehn Werst lang war Blut aus dem zerschmetterten Bein geströmt, und man konnte nicht einmal wissen, ob sie jetzt noch etwas fühlte oder hörte. Sie schwieg. Ach, warum stirbt sie nicht? Was wird mir der verzweifelte Vater sagen?

»Alles fertigmachen zur Amputation«, sagte ich mit fremder Stimme zum Feldscher.

Die Hebamme sah mich mit irrem Blick an, aber der Feldscher hatte ein Fünkchen Mitgefühl in den Augen, hastig legte er die

Instrumente zurecht. Unter seinen Händen begann die Spiritusflamme zu summen…

Eine Viertelstunde verging. Mit abergläubischem Entsetzen hob ich das kalte Lid und blickte in das erloschene Auge. Ich kann nichts ausrichten. Wie soll ein halber Leichnam leben? Unaufhaltsam liefen mir salzige Schweißtropfen unter der weißen Kappe hervor über die Stirn, und Pelageja Iwanowna wischte sie mit Mull weg. Mit den Blutresten trieb jetzt auch Coffein durch die Adern des Mädchens. War es notwendig gewesen, dieses zu injizieren, oder nicht? Anna Nikolajewna strich sanft über die kleine Schwellung auf dem Schenkel des Mädchens. Das Mädchen lebte.

Ich nahm das Skalpell und bemühte mich, jemand nachzuahmen (einmal hatte ich auf der Universität eine Amputation gesehen). Jetzt flehte ich das Schicksal an, sie möchte in der nächsten halben Stunde nicht sterben. Soll sie nachher im Bett sterben, wenn ich mit der Operation fertig bin…

Statt meiner arbeitete nun mein gesunder Menschenverstand, angetrieben von der ungewöhnlichen Situation. Geschickt wie ein erfahrener Fleischer zog ich mit dem Skalpell einen Kreisschnitt um den Oberschenkel, die Haut klaffte auseinander, kein Tröpfchen Blut trat aus. Was mache ich, wenn die Gefäße zu bluten anfangen? dachte ich und schielte wie ein Wolf auf den Haufen Gefäßklemmen. Ich durchtrennte ein riesiges Stück Frauenfleisch und ein Gefäß in der Form eines weißlichen Röhrchens, doch noch immer kein Tropfen Blut. Ich klemmte die Ader ab und machte weiter. Überall, wo ich Adern vermutete, setzte ich Klemmen an. Arteria…, arteria…, verdammt, wie heißt sie noch? Der Operationsraum glich dem einer Klinik. In schweren Trauben hingen die Klemmen heraus. Mit Hilfe von Mull wurden sie samt dem Fleisch aufwärts gedrückt, und nun ging ich daran, mit einer spiegelblanken, kleinzähnigen Säge den freigelegten runden Knochen durchzusägen. Daß sie nicht stirbt? Erstaunlich… Oh, wie zählebig ein Mensch doch ist!

Der Knochen fiel ab. In Demjan Lukitschs Händen verblieb, was einmal ein Mädchenbein gewesen. Fleischfetzen und Knochensplitter! All das wurde beiseite geworfen, und nun lag auf dem Operationstisch ein junges Mädchen, gleichsam um ein Drittel verkürzt, mit zur Seite gebogenem Stumpf. Warte noch ein bißchen, stirb nicht, dachte ich flehentlich. Halt aus, bis du im Bett liegst, laß mich wohlbehalten herauskommen aus diesem entsetzlichen Vorfall in meinem Leben.

Die Gefäße wurden abgebunden, dann nähte ich mit großen Stichen die Haut fest... doch ich hielt wieder inne und legte, einer Eingebung folgend, ein Drain, das ich mit einem Mulltupfer verschloß. Der Schweiß floß mir in die Augen, und ich hatte ein Gefühl, als wäre ich im Dampfbad.

Ich verschnaufte. Warf einen schweren Blick auf den Stumpf und das wächserne Gesicht. »Lebt sie?« fragte ich.

»Sie lebt«, flüsterten der Feldscher und Anna Nikolajewna. »Sie wird schon noch ein Minütchen leben«, raunte mir der Feldscher lautlos, nur mit den Lippen ins Ohr. Dann stockte er und riet mir taktvoll: »Das andere Bein sollten Sie vielleicht so lassen, Doktor. Wissen Sie, wir wickeln Mull herum, sonst schafft sie es nicht bis zum Bett. Was meinen Sie? Immer noch besser, wenn sie nicht auf dem Operationstisch stirbt.«

»Bringt Gips«, antwortete ich heiser, von einer unbekannten Kraft gedrängt.

Der ganze Fußboden war weiß bekleckert, wir alle schwitzten. Das halbtote Mädchen lag reglos. Das rechte Bein war eingegipst, und an der Bruchstelle des Unterschenkels klaffte ein Fensterchen, das ich in einer Eingebung offengelassen hatte.

»Sie lebt«, krächzte der Feldscher verwundert.

Nun wurde sie aufgehoben, unter dem Laken zeichnete sich eine gigantische Einbuchtung ab – ein Drittel ihres Körpers blieb im Operationssaal zurück. Schatten bewegten sich im Korridor, die Nachtschwestern huschten hin und her, und ich sah eine zerzauste Männergestalt unter trockenem Geheul die Wand entlangschleichen. Sie brachten den Mann hinaus. Es wurde still. Ich wusch mir im Operationssaal die bis zum Ellbogen blutigen Arme.

»Doktor, Sie haben wohl schon viele Amputationen gemacht?« fragte plötzlich Anna Nikolajewna. »Sehr, sehr gut. Nicht schlechter als Leopold…«

Aus ihrem Mund klang das Wort »Leopold«immer wie »großer Meister«.

Unter gesenkten Brauen hervor blickte ich in die Gesichter. Sowohl in Demjan Lukitschs als auch in Pelageja Iwanownas Augen sah ich Respekt und Verwunderung.

»Hm… ich… Sehen Sie, erst zwei…«

Warum habe ich gelogen? Das ist mir heute unbegreiflich.

Das Krankenhaus wurde still. Ganz still.

»Wenn sie stirbt, holt ihr mich sofort«, befahl ich halblaut dem Feldscher, und er antwortete nicht »gut«, sondern respektvoll:

»Zu Befehl.«

Ein paar Minuten darauf saß ich neben der grünen Lampe im Arbeitszimmer der Arztwohnung. Das Haus schwieg.

Mein bleiches Gesicht spiegelte sich im tiefschwarzem Fensterglas.

Nein, ich bin kein falscher Demetrius, und sehen Sie, ich bin irgendwie gealtert. Die Falte über der Nasenwurzel… Gleich wird man klopfen und sagen: Sie ist tot…

Ja, ich gehe hin und sehe sie mir noch einmal an… Gleich klopft es…

Es klopfte. Zweieinhalb Monate später. Draußen glänzte einer der ersten Wintertage.

Er trat ein. Erst jetzt sah ich ihn mir genauer an. Ja, er hatte wirklich regelmäßige Gesichtszüge. War etwa fünfundvierzig Jahre alt. Die Augen strahlten.

Dann raschelte es… auf zwei Krücken humpelte ein einbeiniges junges Mädchen von bezaubernder Schönheit herein, sie trug einen weiten Rock mit rotem Bortensaum.

Sie blickte mich an, ein rosiger Hauch stieg ihr in die Wangen.

»In Moskau… in Moskau…« Ich schrieb die Adresse auf. »Dort macht man Ihnen eine Prothese, ein künstliches Bein.«

»Küsse ihm die Hand«, sagte plötzlich der Vater.

Ich war so verwirrt, daß ich ihr statt der Lippen die Nase küßte.

Sodann band sie, an den Krücken hängend, ein Bündel auf, und heraus fiel ein langes schneeweißes Handtuch mit einem kunstlos eingestickten roten Hahn. Dies also hatte sie bei den Visiten unterm Kissen versteckt. Richtig, ich erinnere mich, auf dem Nachttisch lagen Fäden.

»Ich nehm's nicht«, sagte ich rauh und schüttelte sogar den Kopf. Aber sie machte ein Gesicht und bekam solche Augen, daß ich es doch nahm.

Viele Jahre lang hing es in meinem Schlafzimmer in Murjewo und ging dann mit mir auf Reisen. Zuletzt wurde es mürb, verwetzt und löchrig und verschwand, so wie auch Erinnerungen mürb werden und verschwinden.

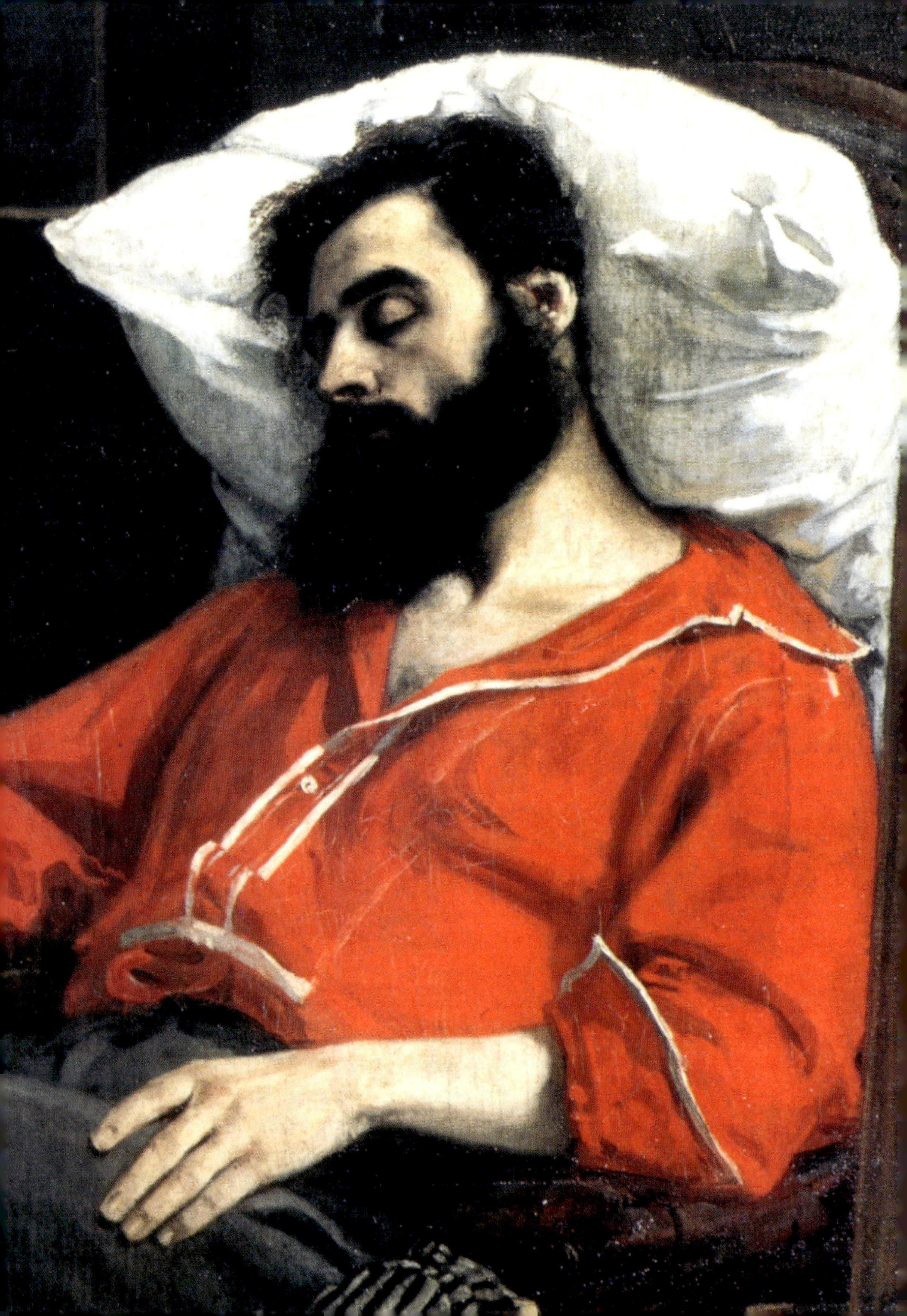

HANS CAROSSA

Ein Arzt

»Ja, meinem Herzen am nächsten
sind jetzt die Verlorenen, die, von denen
ich weiß, daß ich sie nicht retten werde.«

Ein Arzt in seinem Verordnungszimmer

Die Uhr durchruft das leere Haus.
Der letzte Kranke geht hinaus.
Sein Husten fällt im Flur wie Stein.
Das Haustor knarrt; ich bin allein.
Das war zum Schluß ein schlimmer Gast.

Wie prüft er mich mit neuer Last!
Er kam herein so rot und rund
Und sagte, er sei kerngesund,
Nur manchmal abends fühl er sich
Im Eingeweide wunderlich,
Bald hohl und kühl, bald heiß und schwer,
Es rühre wohl vom Frühjahr her,
Mit bitterm Säftlein, rassen Pillen
Wär solche Sucht gewiß zu stillen.

Doch als ich dann mich niederbog
Und horchte, wie sein Atem zog,
Da war vom Zwerchfell bis zum Hals
Ein Einklang emsigen Zerfalls.
Und wie ein tolles Tier aus Erz
Schlug ohne Maß das lockre Herz,
Vom Sinn befreites Element,
Das nun mit Lust vergeblich rennt,
Wie müder Kreisel zuckt und schwirrt,
Bis es zu Kot zerfallen wird.

Oh, wer hat mir dies angeflucht,
Daß mich kein Heilbarer mehr sucht,
Verlorne nur von nah und fern?
Ich bin wie ein verwünschter Stern,
Der falsch Erneuerung verspricht.
Gesundes Auge sieht mich nicht.
Nur wem sich schon die Nacht gesellt,
Dem steig ich abendrötlich auf,
Umgleiße seinen letzten Lauf
Und führ ihn sinkend aus der Welt.

Verlassen will ich gleich den Raum.
Hier wagt mein Blut zu kreisen kaum.
Noch bebt die Luft von harten Klagen,
Von müdem Stöhnen, bangen Fragen,
Von scharf gehemmten Atemzügen,
Von meinen frechen frommen Lügen.
Um Schläuche, Schalen, Bild und Buch
Steht noch der todelnde Geruch;
Und nur mit Reue, nur mit Grauen
Kann ich das Mikroskop anschauen.

So eifrig forscht kein Astronom
Nach schönem Licht im Weltendom,
Als ich durch dieses blanke Rohr
Nach menschlichem Verwesungsflor.
Ich wohne, wo das Nichts gedeiht,
Und draußen braust und blüht die Zeit.

Verkomme, stummer, unheilkundiger Tand,
Durchbeizt vom sauren Seim der giftigen Kokken!
Ich will zum Berg, will schwarze Wetterwand
Am Fels zerstäuben sehn zu weißen Flocken!
Wie müdets mich, den Schorf des Seins zu hegen!
Erwarmen will ich auf umeisten Wegen,
Wenn stürmisch überm Schnee die Lerche trillert,
Die Flur von schnellen Wolkenschatten schillert,
Das Luftschiff tönend über Lande eilt,
Das ferne Meer heraufblinkt und verweilt!
Und wandl ich namenlos allein
Auf kraftverströmendem Gestein,
Oh, so vergeß ich, daß mein Bild
In kranken Hirnen trughaft spielt,
Daß in der Halbnacht krummer Gassen
Die Sterbenden mich tödlich lieben
Und mancher glaubt, er darf mich hassen,
Weil ich das Letzte bin, was ihm geblieben –
Er hört jemand in das Wartezimmer treten.

Wer sucht mich wieder? Endigt nie die Stunde denn,
Wo jeder mich ergreifen darf? Was hoff ich noch
Von einer neuen Stimme? Bergen will ich mich
Dort am geheimen Fenster… still, ein Mädchen geht,
Von hohem Wuchs, in pelzverbrämtem, grünem Kleid,

Mit weiten Kindesschritten in den Saal und sieht
Verwundert sich allein… wie schimmert mild,
Fast wie ein großes weißes Herz, ihr Angesicht
Vorm Grau der Wand… verweile, argloser Besuch,
Doch nah dich nicht! Unfaßbar bleibe mir wie Schein!
Wenn du mich siehst, wirst du mit lauten Klagen dich
Vor mir erniedrigen, wirst deinen jungen Leib
Entblößen, fremdem Blick vielleicht zum ersten Mal,
Doch nicht, daß ich vor seinem Wunder zittere,
Nein, tastend, pochend, horchend die Verderbnis frech
In ihm erspüre… still, sie schreitet auf mich zu…
Es ist, als ob sie näher kommend altere…
Ich sehe, wie die schmale Brust um Atem kämpft,
Die Augen, die zu gierig Licht aus innen ziehn,
Und klar auf Schlaf und Wange des notwendigen
Langsamen Todes leise, hohle Meißelspur… Sie klopft.
O klopfe! Klopf dich wund! Ich öffne nicht.
Sie horcht. Sie blickt zur Uhr hinauf. Sie seufzt. Sie geht.
Sie geht – – –

Oh, wie vernichtet Tag den Tag!
Verlerne, Herz, den sichern Schlag,
Den du gekonnt im guten Jahr,
Als ich noch selbst voll Glauben war!
Da tat ein einzig Wort mehr Wunder
Als Pulver, Tränklein, all der Plunder;
Und jeder freien Gabe Glück
Sprang wie ein Ball in mich zurück.
Weh, wie verließ der Weg mich bald!
Nun tut jeder an mir Gewalt.
Und alles Bittre, alles Böse,
Wovon ich fremden Leib erlöse,

Längst ists durch Augen, Ohren, Lungen
Mir bis ins innre Blut gedrungen.
Die Sünde schießt aus altem Samen.
Die starken Segnungen erlahmen.
Die Erde dient nicht mehr dem Wort,
Das argen Fiebern Halt geboten.
Der Schwall der Wesen schwankt mich fort,
Verworfnen Geist, zum Strom der Toten.

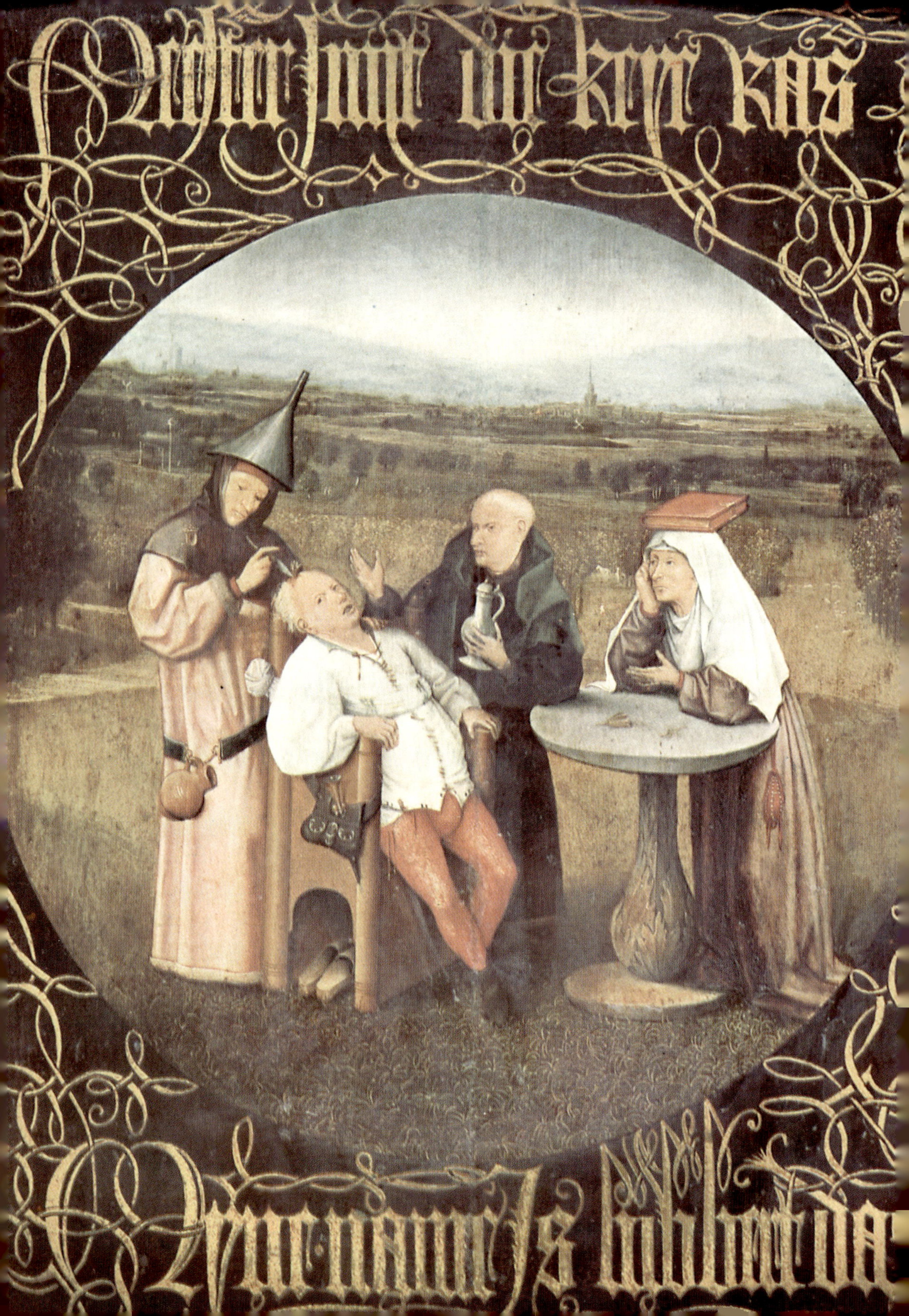

Hans Carossa

Auf dem Berg

Der Arzt

Der graue Tag zerfließt zu goldnen Trümmern.
Von frischer Nässe schimmern Boot und Ferge.
Die Sonne raucht am Ufer. Schon verkümmern
Die weißen Flecken dort am Berge.
Von Osten kommen Schiffe, Schlot auf Schlot.
Geballter Qualm zieht weit um das Gestade.
Die leichten Wimpel flattern weiß und rot.
Ein Stern glänzt über jedem Rade.
Hier ging ich oft noch im gedämpften Strahl
Und segnete die Leidenden im Tal.
Ich war noch froh; ich wußte mir an ihnen
Des Lebens höhere Schauer zu verdienen,
Und wenn ich sorgend mich vergaß, verlor,
Dann tauchte wohl ein Hellgesicht hervor.
Die fernste Not, mir kam sie sehnlich nah.
Eh man mich fand, war ich zur Hilfe da.
Lust des Belebens, ihr erlag ich schier,
Und nachts, wenn in die Zimmerstille
Das Glöcklein scholl, das flehend schrille,
Wie warf ich gern den schönsten Traum von mir!

Doch solchen Freuden bin ich abgestorben.
Dies Heil wird nicht ein zweites Mal erworben.
Kein Tun, kein Dulden, kein Kasteien
Hilft mir zurück auf jene innige Spur.
Ich bin verspielt. Wie kann mir Gott verzeihen,
Daß ich so viel von ihm erfuhr?
Zu siebenfacher Pein zerbricht
Das urbeginnlich Eine Licht,
Und jede Tugend lockert ihre Zügel.
Vor Unbeschwingten schäm ich mich der Flügel.

Nun bin ich fern. Im Zackenloch
Durchbrochnen Berges funkelt noch
Die Stadt, die zwischen Strom und Strom
Auf spitzem Inselriffe hängt
Und um den fenstergoldnen Dom
Die Giebel klein zusammendrängt.
Nun holt mich keiner ein von euch Verlornen,
Mit Gram und Gräbern wider mich Verschwornen.
Den Wolken opfr ich eure Lose hin.
Hätt ich nie einem sein verwirktes Leben
Mit frevelhafter Kunst zurückgegeben,
Ich wäre besser, als ich bin.

Dem siechen Lehm sein Fünkchen aufzujagen,
Damit sich Körper körperlich behagen,
War dies mein ganzes Jugendglühen wert?
Ja, könnt ich über alle Kunst mich schwingen,
Wie Sternenheilkraft wunde Welt durchdringen,
Da wüßt ich einst, wofür ich mich verzehrt.
Wo aber wandl ich? Düstrer Ort!
Sprach ich ein allzu schweres Wort?

Ein Vogelschatten huscht verstört.
Wohnt hier ein Ohr, das Menschenflüche hört?
Wie Schimmel spinnt sichs über Stadt und Land.
Es ragen Klippen, dunkel, unbekannt,
Und ernst wird alles, was mit mir geschieht.
Der Weg sucht über flimmrigen Granit.
Oh, wie ich leicht und ruhig werde!
Sei mir gegrüßt, ältester Grund der Erde!
Der Kranke glaubt nur an sein eignes Leid;
Er haßt die gute Stimme beßrer Schmerzen.
Euch, die ihr über Tod und Leiden seid,
Euch Steine ruf ich: helft dem irren Herzen
Und lehrt mich frei nach oben schauen!
Laßt mich, umsaust von Adlersluft,
Dem Blick der Freude Zinnen bauen
Und der Erinnerung eine Gruft!

Doch kaum daß ich voll Glauben vor euch stehe,
Bewegt mich schon ein Grauen eurer Nähe –
Ihr seid so stumm und unbegreiflich groß.
Von euren breiten glatten Seiten
Muß meine Andacht niedergleiten.
Was gälte euch mein unbefestigt Los?
Oh, mich begehn untrauende Gedanken…
Ihr Felsen, feuerbürtig echt und alt,
Seid ihr nicht selbst die kränksten aller Kranken,
Vergängnis nährend jeglicher Gestalt?
Was im Lebendigen frißt, nagt auch an euch dort oben,
Ein Urgezücht dämonischer Mikroben,
Ihr pures Gift löst heimlich Korn um Korn.
Und Frost und Glut vertiefen zarte Wunden,
Das Wasser sickert in die feinen Schrunden

Und ruht nicht, eh sichs ganz hinabgefunden, -
Was bleibt, ist Staub. Der Lauf beginnt von vorn.

Notwendige und doch verwitterliche
Säulen des Lebens, Mitleid zuckt in mir!
Der Mensch, der brüchige, der erschütterliche,
Ist er denn ewiger als ihr?

Erscheinung eines sterbenden Kindes

Wo bist du?
Warum kommst du nicht zu mir?
Krampf wirft meine Hände.
Kälte fällt in mein Blut.
Mein Vater hat Boten gesendet
In dein Haus, in die Gassen…
Keiner findet. Wo bist du?

Arzt

Wo kein Weg ist.
Zwischen Höhlen
Morscher Berge
Harr ich machtlos.
Ruf mich nicht!

Erscheinung

Wenn der Frost mich ansprang,
Schmerz am Herzen naschte,
Vater, Mutter, Brüder
Keine, keine Hilfe
Wußten, schwarze Männer
Schaurig mich umsummten,
Du ins Zimmer tratest,

Leise mich berührtest,
Heilsam Gift einflößend
Lebensworte sagtest,
O wie wuchs ich neu!

Arzt

Geh zur Ruhe,
Arme Stimme!
Was du raunest,
Zu begreifen
Wird mir schwer…
Sieh, es dämmert!
Sterne flimmern.
Süß entkräftet
Glanz des Alls mich.
Laß mich schlafen!
Schrei zu Gott hin!
Ferne von mir
Geht er in der
Abendkühle…

Erscheinung

Wie Nebel weht die Wand.
König und Königin gehen
Hervor mit ihren Kronen.
Sie machen mir freundliche Zeichen,
Sie legen Gold auf die Decke.
Sie beugen sich über mich.
Das Pochen in meiner Brust,
Das heimliche Rollen und Klingen,
Sie haben es gehört.
Sie schaun sich an und weinen.

Der König öffnet die Tür.
Da warten die schneehellen Reiter
Auf ihren finsteren Pferden,
Die sendet er nach dir aus.
Ihnen entgeht keine Seele.
Überall finden sie dich.
Mit ihren feurigen Ruten
Jagen sie dich herein –

Arzt

Weh, wie saugt mich
Kraft der Qual an!
Kind, ich höre!
Brennend werden
Unterm Fuß mir
Die Granite…
Kind, ich komme!
Oh, auf einmal
Weiß ich Balsam,
Früchte, Öle,
Himmelstropfen
Todabwehrend
Reinsten Äthers,
Dich zu wahren, –
Halte aus!
Dort den Fels nur,
Der den Pfad birgt,
Noch erklimm ich,
Und ich eile
Unermüdlich
Zu dir nieder
Durch die Nacht –

Erscheinung

Sagens die Bücher dir nicht,
Nicht die Kräfte, die alle du kennst,
Wie mir bang ist?

Arzt

Kind, ich komme!
Sehe ranken
Schon den Schluchtsteig,
Stromduft schimmern
Um die kleine,
Kleine Hellig-
keit der Stadt…

Erscheinung

Alles wird anders als sonst,
Die Härte der Kissen so fern.
Verläßt mich die tägliche Pein?
Die Welt ist tosend still.
Ein Vogel hebt sich vom Dach,
Der zieht mich zum Fenster geschwind.
Der will, daß ich falle, – o komm!
Reich mir deine ruhige Hand,
Und ich lasse mich los –

Arzt

Oh, dies ist Braus und Zug stärkerer Schwinge!
Kind, wo du bist, dahin darf ich nicht kommen.
Was leiden kann, wird eilig fortgenommen…
Verweil dich nicht in meinem flüchtigen Ringe!

Erscheinung schwindet.

Sturm der ewigen Ruhe faßt dich, großes
Göttliches Vergessen. Ihren Ursprung
Grüßt die Seele. Du bist nie gewesen!
Hast die trübe Erde nie gesehen,
Wo die Stadt auf hartem Strande wurzelt
Und in langen Reihen Herzen modern...
Hast dich nie gefreut und nie gefürchtet...
Es kam nie mein Ruf zu dir...

Nacht ist nahe. Um den Felsturm windet
Noch ein Weg sich. Winter dampft auf Höhlen.
Rote Gipfel enden rings die Länder.
Und in allem wirst nun du sein, schmerzlich-
Löslicher Natur entwunden, Lichtlein,
Allen großen Feuern zugezündet;
Augen wirst du haben unverlöschbar,
Die durch Nacht und Stoff aus innen strahlen,
Herrliche Gewinne überblicken,
Die sich unter Dulden ausgeformt...

Aber mir, dem Sucher in der Öde,
Welche Freiheit kannst du mir verbürgen?
Dort und Hier, sind sie nicht Eins im Geist?
Wunder, blühn sie nicht aus Wundern stündlich?
Vögel, sind sie nicht begabt mit Botschaft?
Schwebt nicht stets ein heiliger Verkehr?
Aus dem Taumel tränenloser Ängste,
Aus der Schwäche schweißgebeizter Glieder,
Toter Lunge, blutend morscher Kehle,
Aus der ganz erniedrigten Gestalt,
Kind, wie reichte deine Seelenstimme
Hell in meine Ferne! Ach, sie glaubte

Noch zu betteln um ein wenig Dasein;
Aber heimlich, wo das Wort nicht hindringt,
Schon das Rechte meinend, brach sie leise
Aus in süßen Jubel. Und auf einmal
Trennte sie sich kühn von jeder Klage
Und verhauchte, zitternd vor Triumph…

Nur ein Wahn ist Schicksal. Dies erkenn ich
Tief beglückt und zieh mich aus dem Spiele.
Selber mich zu leiten war Gebot mir.
Nun führt Größres. Und wer je mich wieder
Anruft, o ich fühls, der wird mit deiner
Stimme zu mir reden. Und ich werde
Schaudern, werde folgen –

Ihr Toten alle, denen ich gedient,
Als noch die Fieberwogen euch durchrüttet,
Wie glänzt ihr in mir auf! Wie war ich blind!
Wie leuchtet Licht aus Gruften längst verschüttet!
Mir schien so leicht, mich von euch loszusagen.
Nun muß ich tiefsten Liebesbann erkennen.
Ein strenger Gott ist über meinen Tagen,
Der Treue fordert, ohne sich zu nennen.
Er hat mich längst an euch dahingegeben.
Was in mir gut ist, hat in euch sein Leben.
Das andre mag zerfallen Stück um Stück!
Schon flutet rings die Zeit von mir zurück.
Ich fühle Wachstum höheren Organs,
Dem schaden keine Bisse giftigen Zahns.
Das wird aus Lymphen noch so fremd und scharf
Den Stoff bereiten, dessen ich bedarf,
Damit ich schnell vom eignen Gift gesunde.

Wie käm sonst Heil für unheilbare Wunde?
O Sonne, die ich schon versunken glaubte,
Auf Steingefilden mich im Zwielicht mühend,
Eh sich die Spur noch stracks nach oben schraubte, -
Dort schwebst du wieder, strahlenlos, gelb glühend,
Im tiefen Winkel zwischen schwarzen Schroffen.
Ich traue dir und jedem großen Hoffen!
Der höchste Sinn wirkt seine seligen Feste
Aus dumpfer Leben Form und Lust und Pein.
Der Schrei, den irdisches Grauen mir entpreßte,
Kann Freudenruf im All der Geister sein.
Mein Gang enthallt, ins Eiserne, Gewisse.
Mir ist so hell, – ergreift mich, Finsternisse!

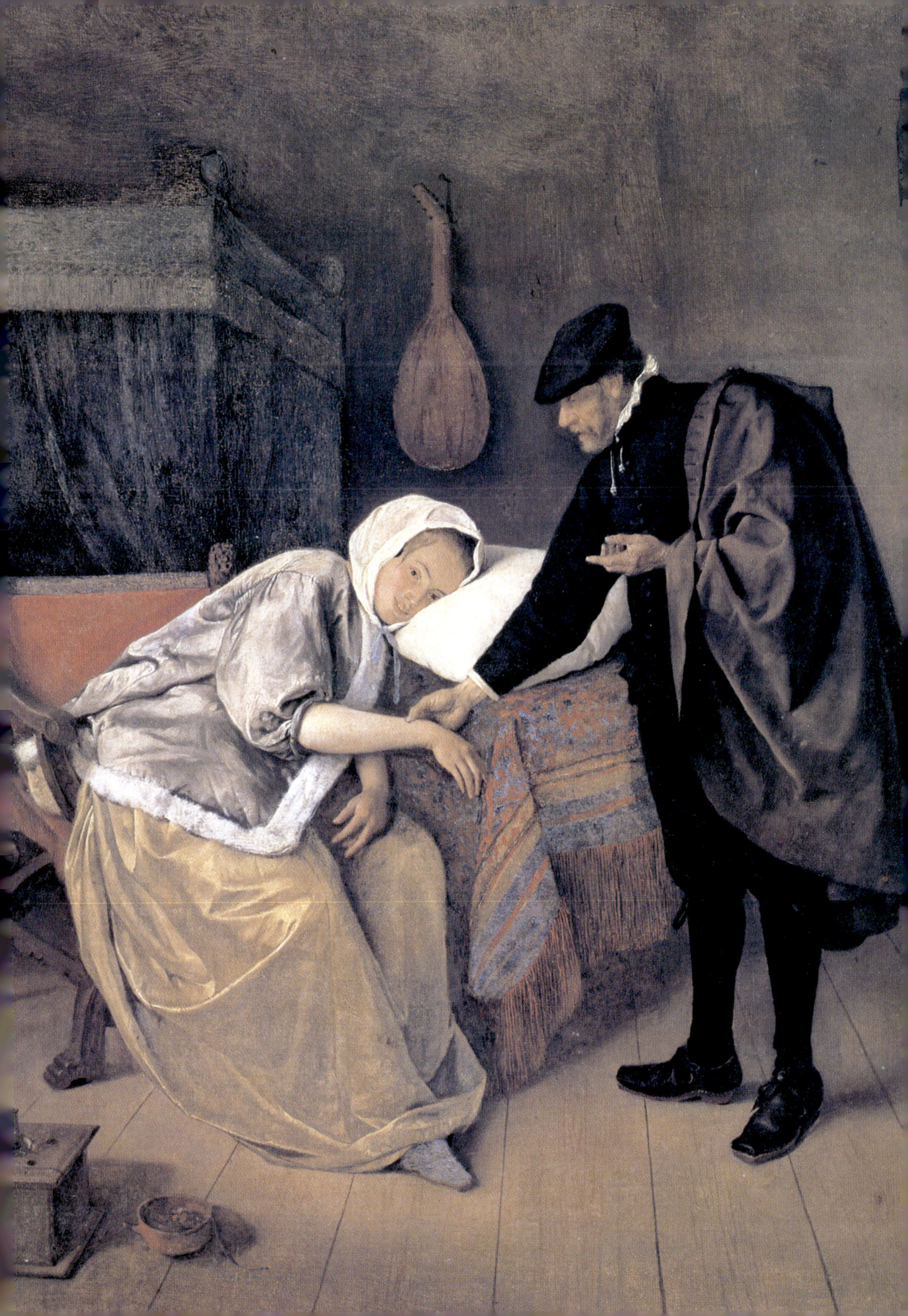

Anton Čechov

Ein Fall aus der Praxis

Der Professor hatte ein Telegramm von der Ljalikovschen Fabrik erhalten – man bat ihn, so schnell wie möglich zu kommen. Die Tochter der Frau Ljalikova, offenbar die Besitzerin der Fabrik, war krank; mehr konnte man dem langen, unverständlich abgefaßten Telegramm nicht entnehmen. Der Professor fuhr nicht selbst, sondern schickte seinen Stationsarzt Korolëv.

Von Moskau aus mußte er zwei Stationen mit der Eisenbahn und dann noch etwa vier Verst mit dem Pferdewagen zurücklegen. Auf dem Bahnhof wurde Korolëv von einer Trojka abgeholt; der Kutscher trug einen Hut mit einer Pfauenfeder und antwortete auf alle Fragen laut und militärisch: »Zu Befehl, nein!« und »Jawohl!« Es war ein Samstagabend, die Sonne ging gerade unter. In Scharen strömten die Arbeiter von der Fabrik zum Bahnhof und grüßten die Kutsche, in der Korolëv fuhr. Ihn bezauberten der Abend, die Gutshöfe und Landhäuser zu beiden Seiten, die Birken und diese ruhige Stimmung ringsum; es schien, als wollten sich jetzt, am Vorabend des Feiertages, zusammen mit den Arbeitern auch das Feld, der Wald und die Sonne ausruhen – ausruhen und vielleicht beten…

Er war in Moskau geboren und aufgewachsen, kannte das Land nicht, hatte sich nie für Fabriken interessiert und auch nie eine besucht. Es geschah jedoch des öfteren, daß er etwas über Fabriken las, bei Fabrikanten zu Gast war und sich mit ihnen unterhielt. Wenn er von ferne oder aus der Nähe eine Fabrik sah, mußte er jedesmal daran denken, daß von außen alles ruhig und friedlich aussah, daß es aber drinnen wahrscheinlich hoffnungslose Unwissenheit gab, stumpfsinnigen Egoismus der Besitzer, ungesunde Tätigkeit der Arbeiter, Zänkerei, Vodka und Ungeziefer. Auch jetzt, da die Arbeiter ehrerbietig und furchtsam der Kutsche auswichen, glaubte er an ihren Gesichtern, ihren Schirmmützen und ihrem Gang körperliche Unsauberkeit, Trunkenheit, Nervosität und Verwirrung ablesen zu können.

Sie fuhren durch das Fabriktor. Zu beiden Seiten tauchten die Häuschen der Arbeiter auf, Gesichter von Frauen, auf Treppengeländern hängende Wäsche und Decken. »Vorsicht!« schrie der Kutscher, ohne die Pferde zu zügeln. Da war auch schon der weite Hof, auf dem kein Grashalm wuchs; hier standen, etwas voneinander entfernt, fünf gewaltige Fabrikgebäude mit Schornsteinen, Warenlager, Baracken – über allem lag eine graue Schicht wie von Staub. Hier und da sah man, wie Oasen in der Wüste, kümmerliche Gärtchen und die grünen oder roten Dächer der Häuser, in denen die Verwaltung untergebracht war. Der Kutscher riß plötzlich an den Zügeln, und die Pferde hielten vor einem Haus, das mit grauer Farbe frisch gestrichen war; hier gab es einen Vorgarten mit staubbedeckten Fliederbüschen, auf der gelben Freitreppe roch es stark nach Farbe.

»Bitte, Herr Doktor!« sagten weibliche Stimmen im Flur und im Vorzimmer, und man hörte dabei Seufzer und Geflüster. »Bitte, Sie werden schon sehnsüchtig erwartet… Wir sind in großer Sorge. Hierher, bitte.«

Frau Ljalikova, eine üppige, bejahrte Dame in einem schwarzen Seidenkleid mit modischen Ärmeln, die aber, ihrem Gesicht nach zu urteilen, eine einfache, kaum gebildete Frau sein mußte, blickte den Arzt sorgenvoll an und konnte sich nicht entschließen, ihm die Hand zu geben – sie wagte es nicht. Neben ihr stand eine hagere, nicht mehr ganz junge Frauensperson, mit kurzem Haar, einem Kneifer und in einer bunten geblümten Bluse. Das Dienstmädchen nannte sie Christina Dmitrievna, und Korolëv vermutete, daß dies die Gouvernante war. Wahrscheinlich oblag es ihr als der Gebildetsten im Haus, den Arzt zu empfangen, denn sie begann sofort hastig und mit kleinen, überflüssigen Details die Ursachen der Krankheit zu schildern, ohne davon zu sprechen, wer krank war und worum es sich handelte.

Der Doktor und die Gouvernante saßen da und unterhielten sich, während die Hausfrau abwartend und unbeweglich an der Tür stand. Dem Gespräch konnte Korolëv entnehmen, daß Liza, ein junges Mädchen von zwanzig Jahren, die einzige Tochter der Frau Ljalikova und Erbin der Fabrik, krank sei. Sie kränkelte schon lange und wurde von verschiedenen Ärzten behandelt; in der letzten Nacht hatte sie vom Abend bis Morgen derartiges Herzklopfen gehabt, daß niemand im Haus zur Ruhe kam, man fürchtete, sie könnte sterben.

»Sie ist schon von Kindheit an so kränklich, kann man wohl sagen«, berichtete Christina Dmitrievna in singendem Tonfall und fuhr sich dabei ab und zu mit der Hand über die Lippen. »Die Ärzte sagen, es seien die Nerven, aber als sie noch klein war, haben ihr die Ärzte die Skrofeln nach innen getrieben, und ich meine, es könnte davon kommen.«

Sie gingen zu der Kranken. Schon völlig erwachsen, groß, von gutem Wuchs, doch unschön, der Mutter ähnlich, mit ebenso kleinen Augen und einer breiten, übermäßig entwickelten unteren Gesichtshälfte, unfrisiert, bis zum Kinn zugedeckt, machte sie im ersten Augenblick auf Korolëv den Eindruck eines unglücklichen, armseligen Geschöpfes, dem man aus Mitleid Schutz und Wärme bot, und man mochte nicht glauben, daß dies die Erbin dieser fünf gewaltigen Fabrikgebäude war.

»Wir sind gekommen«, begann Korolëv, »um Sie zu behandeln. Guten Tag.«

Er stellte sich vor und drückte ihr die Hand – eine große, kalte, unschöne Hand. Sie setzte sich auf und ließ sich, offensichtlich schon seit langem an Ärzte gewöhnt, ruhig abhorchen, obwohl ihre Schultern und ihre Brust unbekleidet waren.

»Ich habe Herzklopfen«, sagte sie. »Die ganze Nacht hatte ich solche Angst… Ich wäre fast gestorben vor Angst! Geben Sie mir irgend etwas.«

»Ja, gewiß! Beruhigen Sie sich.«

Korolëv untersuchte sie und zuckte mit den Achseln.

»Das Herz ist, wie es sein soll«, sagte er, »alles ist in Ordnung. Die Nerven sind wohl ein wenig angegriffen, aber das ist normal. Der Anfall ist offenbar schon vorbei, Sie können sich schlafen legen.«

In diesem Augenblick brachte man eine Lampe ins Schlafzimmer. Die Kranke blinzelte ins Licht, schlug die Hände vors Gesicht und schluchzte. Der Eindruck eines armseligen, unschönen Geschöpfes verschwand sofort, und Korolëv sah schon nicht mehr die kleinen Augen und die grobe, stark entwickelte untere Gesichtshälfte. Er bemerkte einen weichen, leidenden Ausdruck, der so vernünftig und so rührend war, und nun erschien sie ihm schlank, fraulich und schlicht; er hätte sie am liebsten nicht mit Arzneien beruhigt, nicht mit einem Rat, sondern einfach mit einem freundlichen Wort. Die Mutter umfaßte ihren Kopf und preßte ihn an sich. Wieviel Verzweiflung, wieviel Leid malte sich auf dem Gesicht der alten Frau! Sie, die Mutter, hatte ihre Tochter genährt und aufgezogen, hatte keine Mühe gescheut, ihr ganzes Leben dafür hingegeben, um sie in Französisch, Tanzen und Musik unterrichten zu lassen, ein Dutzend Lehrer hatte sie herangezogen, die besten Ärzte, sie hielt eine Gouvernante, und nun konnte sie nicht begreifen, woher diese Tränen kamen, wozu es soviel Leid gab, sie verstand es nicht und war verwirrt, sie zeigte eine schuldbewußte, beunruhigte, verzweifelte Miene, als habe sie etwas sehr Wichtiges versäumt, etwas noch nicht getan, jemanden noch nicht herangezogen, aber wen – das wußte sie nicht.

»Lizanka, schon wieder… schon wieder«, sagte sie und preßte die Tochter an sich. »Meine Liebe, mein Täubchen, mein Kindchen, sag, was ist dir? Hab Mitleid mit mir, sag es mir.«

Beide weinten bitterlich. Korolëv setzte sich auf den Bettrand und nahm Lizas Hand.

»Genug, wozu denn weinen?« sagte er zärtlich. »Es gibt doch nichts auf der Welt, was diese Tränen lohnt. Nun, wir werden doch nicht weinen, das ist doch nicht nötig…«

Bei sich aber dachte er: Es wäre Zeit für sie zu heiraten…

»Unser Fabrikarzt hat ihr Bromkalium verschrieben«, berichtete die Gouvernante, »aber davon ist es nur noch schlimmer geworden mit ihr, möchte ich bemerken. Meines Erachtens sollte man, wenn man ihr schon etwas für das Herz geben will, dann nur solche Tropfen… ich habe vergessen, wie sie heißen… Maiglöckchentropfen wohl.«

Und wieder folgten verschiedene Einzelheiten. Sie fiel dem Arzt ins Wort und hinderte ihn am Sprechen, und auf ihrem Gesicht malte sich Eifer, als glaube sie, daß sie als die gebildetste Frau im Haus verpflichtet sei, mit dem Doktor ein ununterbrochenes Gespräch über medizinische Dinge zu führen.

Korolëv hatte genug davon.

»Ich kann nichts Besonderes finden«, sagte er zu der Mutter, als er das Schlafzimmer verließ. »Wenn der Fabrikarzt Ihre Tochter behandelt hat, so soll er es auch weiterhin tun. Die Behandlung war bis jetzt richtig, und ich sehe keine Notwendigkeit, den Arzt zu wechseln. Wozu wechseln? Die Krankheit ist so alltäglich, es ist nichts Ernstes…«

Er sprach bedächtig, während er sich die Handschuhe überstreifte, und Frau Ljalikova stand unbeweglich und schaute ihn mit verweinten Augen an.

»Bis zum Zehnuhrzug ist noch eine halbe Stunde Zeit«, sagte er, »ich hoffe, ich schaffe es noch.«

»Aber können Sie denn nicht bei uns bleiben?« fragte sie, und wieder liefen ihr die Tränen über die Wangen. »Es ist mir peinlich, Sie zu belästigen, aber seien Sie so gut… Um Christi willen«, fuhr sie halblaut fort, wobei sie sich nach der Tür umsah, »übernachten Sie bei uns. Sie ist doch meine… meine einzige Tochter… Sie hat mich letzte Nacht so erschreckt, ich darf gar nicht daran denken… Fahren Sie nicht weg, um Christi willen…«

Er wollte ihr sagen, daß er in Moskau viel Arbeit habe, daß zu Hause seine Familie auf ihn warte; es fiel ihm schwer, in einem fremden Haus ohne jeden zwingenden Grund den ganzen Abend und die ganze Nacht zu verbringen, aber er schaute ihr ins Gesicht, seufzte und zog schweigend die Handschuhe wieder aus.

Im Saal und im Salon hatte man für ihn alle Lampen und Kerzen angezündet. Er saß am Klavier und blätterte in den Noten, dann betrachtete er die Bilder an den Wänden und die Porträts. Goldgerahmte Ölgemälde zeigten die Krim, das stürmische Meer mit einem Schiffchen, einen katholischen Mönch mit einem Weinglas, und das alles wirkte trocken, seicht, talentlos. Auf den Porträts gab es kein einziges schönes, interessantes Gesicht, nur breite Backenknochen und erstaunte Augen. Ljalikov, Lizas Vater, hatte eine niedrige Stirn und ein selbstzufriedenes Gesicht, die Uniform hing wie ein Sack an seinem großen Körper, der keine Rasse verriet. Auf der Brust glänzten eine Medaille und das Ehrenzeichen des Roten Kreuzes. Eine armselige Kultur, ein zufälliger Luxus, unüberlegt, unpassend wie diese Uniform; die Fußböden reizten ihn durch ihren Glanz, der Kronleuchter reizte, und ihm fiel die Anekdote von dem Kaufmann ein, der mit einer Medaille um den Hals ins Dampfbad ging…

Aus dem Vorzimmer drang Flüstern, jemand schnarchte leise. Plötzlich erklangen vom Hof her schrille, abgehackte, metallische Töne, wie sie Korolëv niemals vorher gehört hatte und die er nicht deuten konnte; sie hallten in seiner Seele seltsam und unangenehm wider.

Ich glaube, um nichts in der Welt würde ich hier leben wollen, dachte er und machte sich wieder an die Noten.

»Herr Doktor, bitte zum Imbiß!« rief die Gouvernante mit halblauter Stimme.

Er ging zum Abendessen. Der Tisch war groß und reich gedeckt, mit einer Vielzahl von Speisen und Weinen, doch es aßen nur zwei – er und Christina Dmitrievna. Sie trank Madeira, aß hastig und sagte, ihn durch den Kneifer anblickend:

»Die Arbeiter sind sehr zufrieden mit uns. In unserer Fabrik gibt es jeden Winter Theatervorstellungen, die Arbeiter spielen selbst, ferner gibt es Lichtbildervorträge, eine prächtige Teestube und noch manches andere. Sie sind uns sehr zugetan, und als sie erfuhren, daß es mit Lizanka schlimmer geworden ist, bestellten sie ein Bittgebet. Sie sind ungebildet, aber sie haben Gefühl.«

»Es sieht so aus, als sei in Ihrem Hause kein einziger Mann«, sagte Korolëv.

»Kein einziger. Pëtr NikanoryČ ist vor anderthalb Jahren gestorben, und nun sind wir allein. So leben wir zu dritt. Im Sommer hier, im Winter in Moskau auf der Poljanka. Ich lebe schon elf Jahre bei ihnen, ich gehöre zur Familie.«

Zum Abendessen gab es Sterlet, Hühnerkoteletts und Kompott; dazu teure französische Weine.

»Greifen Sie bitte zu, genieren Sie sich nicht, Herr Doktor«, sagte Christina Dmitrievna, während sie aß und sich mit der Faust den Mund abwischte, es war ihr anzusehen, daß sie mit dem Leben hier sehr zufrieden war. »Bitte essen Sie.«

Nach dem Essen führte man den Arzt in das Zimmer, in dem man für ihn ein Nachtlager bereitet hatte. Er wollte jedoch noch nicht schlafen gehen, es war schwül, und im Zimmer roch es nach Farbe; er zog sich den Mantel an und ging hinaus.

Auf dem Hof war es kühl; es dämmerte bereits, und in der feuchten Luft zeichneten sich alle fünf Fabrikgebäude mit ihren langen Schornsteinen, die Baracken und die Speicher deutlich ab. Wegen des Feiertages wurde nicht gearbeitet, die Fenster waren dunkel, und nur in einem der Fabrikgebäude brannte noch ein Ofen, zwei Fenster leuchteten purpurrot, und aus dem Schornstein schlug von Zeit zu Zeit mit dem Rauch eine Flamme. Weit hinter dem Hof quakten Frösche, und eine Nachtigall sang.

Als er die Fabrikgebäude und die Baracken betrachtete, in denen die Arbeiter schliefen, dachte er wieder das gleiche, was er immer dachte, wenn er Fabriken sah. Mochte es auch Theatervorstellungen für die Arbeiter, Lichtbildervorträge, Fabrikärzte und allerlei Verbesserungen geben, so unterschieden sich doch alle die Arbeiter, denen er heute auf dem Weg vom Bahnhof begegnet war, trotz alledem ihrem Aussehen nach nicht von jenen, die er vor langer Zeit, in seiner Kindheit, gesehen hatte, als es in den Fabriken noch keine Theatervorstellungen und Verbesserungen gab. Er als Mediziner, der richtig über chronische Krankheiten urteilte, deren eigentliche Ursache unverständlich und unheilbar war, sah auch die Fabriken als ein Mißverständnis an, dessen Ursache ebenfalls unklar und nicht zu beseitigen war, und alle Verbesserungen im Leben der Fabrikarbeiter hielt er zwar nicht für überflüssig, verglich sie aber mit der Behandlung unheilbarer Krankheiten.

Hier liegt natürlich ein Mißverständnis vor… dachte er, während er die purpurroten Fenster betrachtete. – Anderthalbtausend oder zweitausend Menschen arbeiten ohne Ruhepause, in einer ungesunden Umgebung, erzeugen schlechten Kattun, fristen ein Hungerdasein und befreien sich nur zuweilen in der Schenke von diesem Alpdruck; hundert Menschen beaufsichtigen diese Arbeit, und diese hundert machen ihr ganzes Leben lang weiter nichts als Strafen verhängen, schimpfen und Ungerechtigkeiten begehen, und nur zwei oder drei, die sogenannten Besitzer, genießen die Vorteile, obwohl sie überhaupt nicht arbeiten und den schlechten Kattun verachten. Aber was für Vorteile sind das, was für einen Gebrauch machen sie davon? Die Ljalikova und ihre Tochter sind unglücklich, es tut einem leid, sie anzusehen; mit dem Leben zufrieden ist allein Christina Dmitrievna, die dümmliche alte Jungfer mit dem Kneifer. Und es läuft darauf hinaus, daß alle diese fünf Fabrikgebäude nur deshalb arbeiten und daß der schlechte Kattun auf den östlichen Märkten nur deshalb verkauft wird, damit Christina Dmitrievna Sterlet essen und Madeira trinken kann.

Plötzlich erschollen seltsame Töne, die gleichen, die Korolëv vor dem Abendessen gehört hatte. An einem der Gebäude schlug jemand auf eine Metallplatte; gleich nach dem Schlag wurde der Ton wieder angehalten, so daß er kurz, schrill und unsauber klang und sich wie »derr… derr… derr…« anhörte. Darauf war es eine halbe Minute still, und dann erklangen die Töne an einem anderen Gebäude, genauso abgehackt und unangenehm, schon tiefer, im Baß – »drünn… drünn… drünn…«. Elfmal. Offenbar schlugen die Wächter die elfte Stunde.

An dem dritten Gebäude hörte man: »shak… shak… shak…«, und so ging es weiter, an allen Fabrikgebäuden, und dann hinter den Baracken und dem Tor. Und ihm schien, als würden diese Töne in der nächtlichen Stille von einem Ungeheuer mit blutroten Augen hervorgebracht, vom Teufel selbst, der hier über Besitzer und Arbeiter herrschte und die einen wie die anderen betrog.

Korolëv ging vom Hof aufs freie Feld hinaus.

»Wer da?« rief man ihn am Tor grob an.

Wie im Gefängnis… – dachte er und gab keine Antwort.

Hier waren die Nachtigallen und die Frösche noch besser zu hören, man spürte die Mainacht. Vom Bahnhof drang das Geräusch eines Zuges herüber, irgendwo krähten verschlafen die Hähne, trotzdem aber war die Nacht still, die Welt schlief friedlich. Auf dem Feld, nicht weit von der Fabrik, stand ein Holzgerüst, daneben hatte man Baumaterial gestapelt. Korolëv setzte sich auf die Bretter und überlegte weiter.

Hier fühlt sich nur die Gouvernante wohl, und die Fabrik arbeitet, um sie zufriedenzustellen. Aber das scheint nur so, sie ist hier nur eine vorgeschobene Person. Die Hauptperson, für die hier alles geschieht, das ist der Teufel.

Und er dachte an den Teufel, an den er nicht glaubte, und sah sich nach den beiden Fenstern um, in denen das Feuer leuchtete. Es schien ihm, der Teufel selbst schaue ihn mit diesen blutroten Augen an, jene unbekannte Macht, die die Beziehungen zwischen den Starken und den Schwachen geschaffen hatte, diesen groben Irrtum, den man nun durch nichts wiedergutmachen kann. Es ist nötig, daß der Starke den Schwachen am Leben hindert, das besagt das Gesetz der Natur, doch verständlich und einleuchtend ist es nur in einem Lehrbuch oder in einem Zeitungsartikel;

in dem Wirrwarr aber, als den sich das Alltagsleben präsentiert, in dem Durcheinander all jener Kleinigkeiten, aus denen die menschlichen Beziehungen gewebt sind, ist es kein Gesetz mehr, sondern logischer Unsinn, wenn der Starke sowie der Schwache gleichermaßen ihren gegenseitigen Beziehungen zum Opfer fallen und sich unwillkürlich einer unbekannten, lenkenden Macht unterwerfen, die außerhalb des Lebens steht und dem Menschen fremd ist. So dachte Korolëv, während er auf den Brettern saß, und allmählich überkam ihn eine Stimmung, als sei diese unbekannte, geheimnisvolle Macht in Wirklichkeit nahe und schaue zu. Inzwischen wurde der Himmel im Osten immer blasser, die Zeit war schnell vergangen. Die fünf Fabrikgebäude und die Schornsteine sahen vor dem grauen Hintergrund der Morgendämmerung, da ringsum alles erstorben schien, eigenartig aus, anders als am Tage. Man dachte gar nicht mehr daran, daß es in ihrem Innern Dampfmotoren, Elektrizität und Telefone gab, sondern man dachte an Pfahlbauten, an die Steinzeit, und man spürte die Gegenwart einer rohen, unbewußten Macht…

Und wieder hörte man: »Derr… derr… derr…«

Zwölfmal. Danach war es still, eine halbe Minute lang, dann ertönte am anderen Ende des Hofes:

»Drünn… drünn… drünn…«

Furchtbar unangenehm! dachte Korolëv.

»Shak… shak…« klang es von einer dritten Stelle, abgehackt, schrill, gleichsam ärgerlich, »shak… shak…«

Um zwölf Uhr zu schlagen, brauchte man vier Minuten. Dann verstummte alles, und wieder schien es, als sei ringsum alles erstorben.

Korolëv blieb noch ein Weilchen sitzen und kehrte dann ins Haus zurück, aber er legte sich noch lange nicht schlafen. In den Nebenzimmern wurde geflüstert, und man hörte das Schlurfen von Pantoffeln und bloßen Füßen.

Ob sie etwa wieder einen Anfall hat? dachte Korolëv.

Er ging hinaus, um nach der Kranken zu sehen. In den Zimmern war es schon ganz hell, im Saal zitterte an der Wand und auf dem Fußboden bleiches Sonnenlicht, das durch den Frühnebel gedrungen war. Die Tür zu Lizas Zimmer stand offen, sie selbst saß in einem Lehnstuhl neben dem Bett, im Morgenkleid, einen Schal um die Schultern und unfrisiert. Die Vorhänge an den Fenstern waren heruntergelassen.

»Wie geht es Ihnen?« fragte Korolëv.

»Ich danke.«

Er fühlte ihr den Puls, darauf strich er das Haar zurück, das ihr in die Stirn gefallen war.

»Sie schlafen nicht«, sagte er. »Draußen ist herrliches Wetter, die Nachtigallen schlagen, und Sie sitzen hier im Dunkeln und grübeln.«

Sie hörte zu und blickte ihm dabei ins Gesicht; sie hatte traurige, kluge Augen, und man spürte, daß sie ihm etwas sagen wollte.

»Geht Ihnen das oft so?« fragte er.

Sie bewegte die Lippen und antwortete:

»Ja. Beinahe jede Nacht ist mir so schwer ums Herz.«

In diesem Augenblick begannen die Wächter auf dem Hof zwei Uhr zu schlagen. Es ertönte das »derr… derr…«, und sie fuhr zusammen.

»Beunruhigt Sie dieses Klopfen?« fragte er.

»Ich weiß nicht. Mich beunruhigt hier alles«, erwiderte sie und versank in Nachdenken. »Alles beunruhigt mich. Aus Ihrer Stimme höre ich Anteilnahme, gleich als ich Sie zum erstenmal sah, hatte ich den Eindruck, daß man mit Ihnen über alles reden kann.«

»Reden Sie, ich bitte Sie darum.«

»Ich möchte Ihnen meine Meinung sagen. Mir scheint, ich bin nicht krank, sondern ich beunruhige und ängstige mich, weil es so sein muß und nicht anders sein kann. Sogar der allergesündeste Mensch muß unruhig werden, wenn zum Beispiel unter seinem Fenster ein Räuber herumstreicht. Ich werde oft von Ärzten behandelt«, fuhr sie fort und blickte verlegen lächelnd auf ihre Knie, »ich bin natürlich sehr dankbar dafür und bestreite nicht den Nutzen der Behandlung, aber ich möchte nicht mit einem Arzt sprechen, sondern mit einem mir nahestehenden Menschen, mit einem Freund, der mich versteht, der mir bestätigt, ob ich recht habe oder nicht.«

»Haben Sie denn keine Freunde?« fragte Korolëv.

»Ich bin einsam. Ich habe meine Mutter, ich liebe sie, trotzdem bin ich einsam. So hat es das Leben gefügt. Einsame Menschen lesen viel, aber sie sprechen wenig und hören wenig, das Leben ist für sie geheimnisvoll; sie sind Mystiker und sehen oft den Teufel dort, wo er gar nicht ist. Lermontovs Tamara war einsam und sah den Teufel.«

»Und Sie lesen viel?«

»Ja. Ich habe immer freie Zeit, vom Morgen bis zum Abend. Tagsüber lese ich, des Nachts aber ist mein Kopf leer, statt der Gedanken sind nur allerlei Schatten darin.«

»Sehen Sie irgend etwas in der Nacht?« fragte Korolëv.

»Nein, aber ich fühle…«

Sie lächelte wieder, blickte den Doktor an und sah so traurig aus, so klug; es schien ihm, daß sie ihm vertraute, aufrichtig mit ihm reden wollte und genauso dachte wie er. Doch sie schwieg und wartete wohl, ob er nicht anfangen würde zu sprechen.

Und er wußte, was er ihr sagen sollte; für ihn war es klar, sie mußte so schnell wie möglich die fünf Fabrikgebäude und die Million, wenn sie sie besäße, aufgeben und diesen Teufel verlassen, der in der Nacht zuschaute; es war ihm auch klar, daß sie so dachte und nur darauf wartete, daß jemand, dem sie vertraute, sie darin bestätigte.

Aber er wußte nicht, wie er das sagen sollte. Wie nur? Verurteilte scheut man sich zu fragen, wofür sie verurteilt wurden; genauso peinlich ist es, sehr reiche Leute zu fragen, weshalb sie soviel Geld besitzen, warum sie von ihrem Reichtum so schlechten Gebrauch machen, weshalb sie ihn nicht aufgeben, nicht einmal dann, wenn sie darin ihr Unglück erkennen; und wenn man darüber zu sprechen beginnt, so wird das Gespräch gewöhnlich dumm, peinlich und qualvoll lang.

Wie soll ich es sagen? – überlegte Korolëv. – Und ist es überhaupt nötig zu reden?

Und er sagte das, was er sagen wollte, nicht direkt, sondern umschrieben:

»Sie sind mit Ihrer Lage als Besitzerin einer Fabrik und als reiche Erbin unzufrieden, Sie glauben nicht an Ihr Recht, und daher können Sie jetzt nicht schlafen. Das ist natürlich besser, als wenn Sie zufrieden wären, fest schliefen und dächten, alles sei in Ordnung. Ihre Schlaflosigkeit ist ehrenhaft; wie dem auch sei, sie ist ein gutes Zeichen. In der Tat, unseren Eltern wäre ein solches Gespräch, wie wir es jetzt führen, unsinnig vorgekommen; sie haben nachts nicht diskutiert, sondern fest geschlafen, wir aber, unsere Generation, wir schlafen schlecht, wir leiden seelisch, reden viel und versuchen immer zu entscheiden, ob wir recht haben oder nicht. Für unsere Kinder und unsere Enkel aber wird die Frage, ob sie recht haben oder unrecht, bereits entschieden sein. Sie werden klarer sehen als wir. Schön wird das Leben in fünfzig Jahren sein, nur schade, daß wir es nicht mehr erleben. Es wäre interessant, das mit anzusehen.«

»Was werden denn unsere Kinder und Enkel tun?« fragte Liza.

»Ich weiß es nicht... Vielleicht werden sie alles hinwerfen und fortgehen.«

»Wohin werden sie gehen?«

»Wohin? Wohin sie wollen...« sagte Korolëv und lachte. »Wo kann ein guter, kluger Mensch nicht überall hingehen!«

Er schaute auf die Uhr.

»Die Sonne ist inzwischen schon aufgegangen«, sagte er. »Sie müssen nun schlafen. Ziehen Sie sich aus und schlafen Sie sich gesund. Ich freue mich sehr, daß ich Sie kennengelernt habe«, fuhr er fort und drückte ihr die Hand. »Sie sind ein prachtvoller, ein interessanter Mensch. Gute Nacht!«

Er ging in sein Zimmer und legte sich schlafen.

Als am nächsten Morgen die Kutsche vorfuhr, kamen alle auf die Freitreppe, um ihn zu verabschieden. Liza, in einem weißen Kleid und mit einer Blume im Haar, sah feiertäglich aus, sie war bleich und erschöpft. Sie blickte ihn an wie gestern, traurig und klug, sie lächelte und sprach mit einem Ausdruck, als wolle sie ihm etwas Besonderes, etwas

Wichtiges sagen – nur ihm allein. Man hörte die Lerchen singen und die Kirchenglocken läuten. An den Fabrikgebäuden glänzten fröhlich die Fenster, und als Korolëv durch den Hof und dann auf der Straße zum Bahnhof fuhr, dachte er weder an die Arbeiter noch an die Pfahlbauten noch an den Teufel, sondern er dachte an die vielleicht schon nahe Zeit, da das Leben ebenso hell und freudig sein würde wie dieser stille Sonntagmorgen, und er dachte daran, wie angenehm es sei, an einem solchen Frühlingsmorgen in einer schönen dreispännigen Kutsche zu fahren und sich in der Sonne zu wärmen.

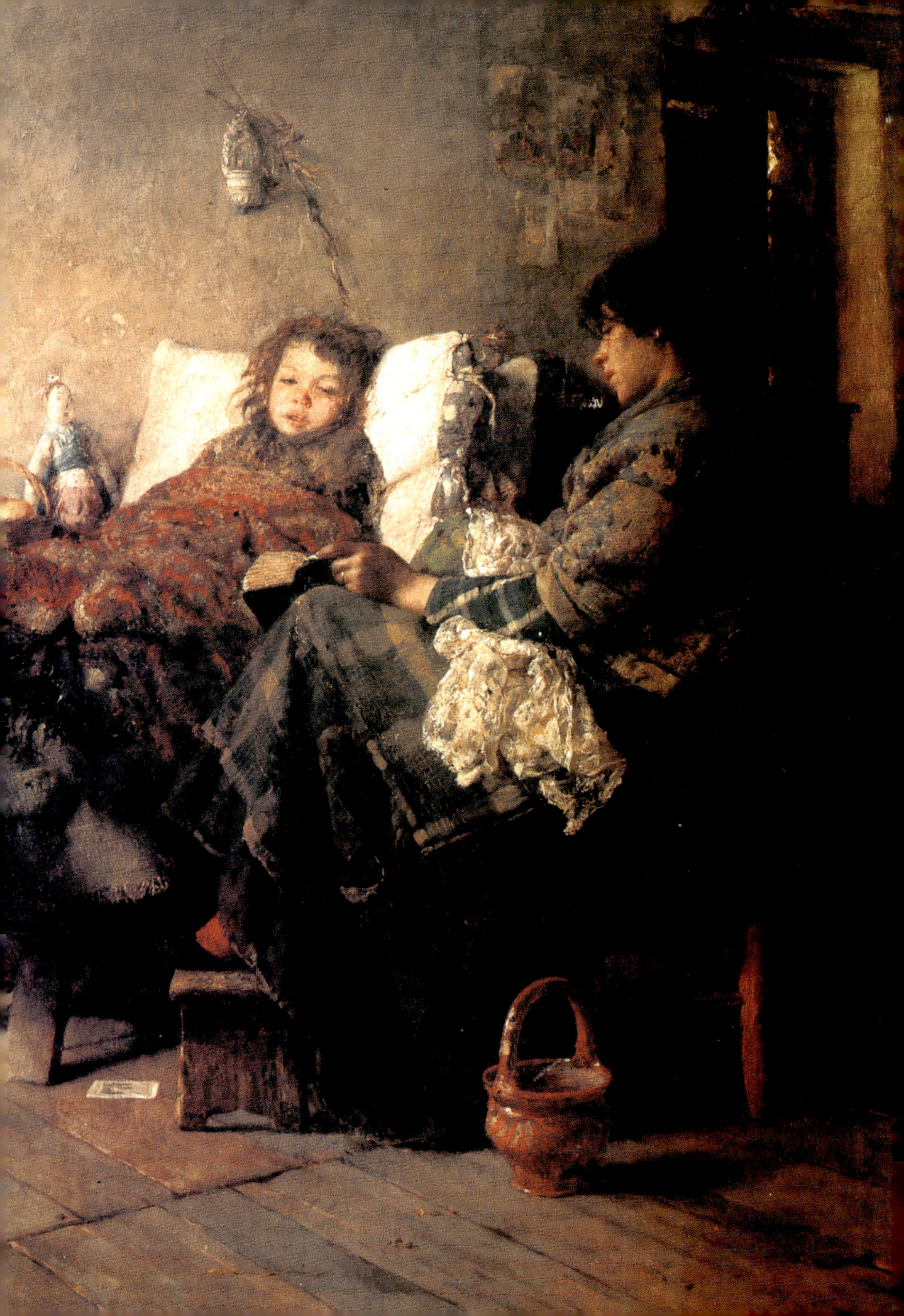

Alfred Döblin

Die Tänzerin und der Leib

Sie wurde mit elf Jahren zur Tänzerin bestimmt. Bei ihrer Neigung zu Gliederverrenkungen, Grimassen und bei ihrem sonderbaren Temperament schien sie für diesen Beruf geeignet. Läppisch bis dahin in jedem Schritt, lernte sie jetzt ihre federnden Bänder, ihre zu glatten Gelenke zwingen; sie schlich sich behutsam und geduldig in die Zehen, die Knöchel, die Kniee ein und immer wieder ein, überfiel habgierig die schmalen Schultern und die Biegung der schlanken Arme, wachte lauernd über dem Spiel des straffen Leibes. Es gelang ihr, über den üppigsten Tanz Kälte zu sprühen.

Mit achtzehn Jahren hatte sie eine kleine seidenleichte Figur, übergroße schwarze Augen. Ihr Gesicht fast knabenhaft lang und scharfgeschnitten. Die Stimme hell, ohne Buhlerei und Musik, abgehackt; ein rascher ungeduldiger Gang. Sie war lieblos, sah klar auf die unbefähigten Kolleginnen und langweilte sich bei ihren Klagen.

Mit neunzehn Jahren befiel sie ein bleiches Siechtum, so daß ihr Gesicht abenteuerlich fahl vor dem blauschwarzen Haarknoten schimmerte. Ihre Glieder wurden schwer, aber sie spielte weiter. Wenn sie allein war, stampfte sie mit dem Fuße, drohte ihrem Leib und mühte sich mit ihm ab. Keinem sprach sie von ihrer Schwäche. Sie knirschte mit den Zähnen über das Dumme, Kindische, das sie eben zu besiegen gelernt hatte.

Als Ella sich in Schmerzen auf die Lippen biß, warf sich die Mutter über das Sofa hin und weinte stundenlang. Nach einer Woche faßte die alte Frau einen Entschluß und sagte, während sie auf den Boden sah, zu ihrer Tochter, sie solle ein Ende machen und ins Krankenhaus gehen. Worauf Ella kein Wort antwortete, nur einen gehässigen Blick auf das runzlige, hoffnungslose Gesicht warf.

Sie fuhr schon am nächsten Tage ins Krankenhaus. Im Wagen weinte sie unter ihrer Decke vor Wut. Ihren leidenden Körper hätte sie anspeien mögen, bitter höhnte sie ihn; es ekelte sie vor dem schlechten Fleisch, an dessen Gesellschaft sie gebunden war. In leiser Angst öffnete sie die Augen, als sie die Glieder betastete, die sich ihr entzogen. Wie machtlos sie war, o wie machtlos sie war. Sie rasselten über das Pflaster des Hofes. Die Tore des Krankenhauses schlossen sich hinter ihr. Die Tänzerin sah mit Abscheu Ärzte und Kranke. Die Schwestern hoben sie weich ins Bett.

Nun verlernte die Tänzerin zu sprechen. Das Befehlerische ihrer Stimme hörte sie nicht mehr. Es geschah alles ohne ihren Willen. Man achtete aber auf jede Äußerung ihres Leibes, behandelte ihn mit einem maßlosen Ernst. Täglich, fast stündlich fragten sie die Tänzerin nach seinen Dingen, schrieben es sorgfältig in Akten auf, so daß sie erst darüber unwillig wurde, dann sich immer tiefer verwunderte. Sie trieb bald in eine dunkle Angst und Haltlosigkeit hinein; ein Grauen überkam sie vor diesem Leib. Sie wagte gar nicht, ihn zu berühren, an ihm zu wischen, starrte auf ihre Arme, ihre Brüste, erschauerte, als sie sich lange im Spiegel besah. Ihr Mund schluckte Medizin, die sie ihm zu trinken gab; sie begleitete die bitteren Tropfen, wie sie hinunterrannen und sann darüber nach, was er daraus machte, er der Leib, der kindische, o der herrische, der finstere. Klein wie eine Fliege wurde sie; und nachts stand die Todesangst hinter ihrem Bett. Ihre Augen, die in Unheimliches sahen, wurden steif. Die Spöttische mit dem Knabengesicht war nun fromm und betete vor Anbruch der Nacht mit den Schwestern. Die Mutter erschrak, als sie die Tochter besuchte. So kleinmütig, hilfsbedürftig war ihr Kind nie gewesen. »Wir stehen alle in Gottes Hand«, tröstete die Mutter die

Verfallene, die sich an ihr festhielt. »Ja«, flüsterte die Tänzerin, »wir stehen alle in Gottes Hand.«

Das gleichmäßige Treiben um sie beruhigte sie wieder, schnell schwand das Entsetzen, wie es hereingebrochen war. Der Widerwillen gegen die Kranken im Saal flackerte auf. Und die Empörung lungerte in den scharfen Zügen, daß man ihm Ehrfurcht zolle, dem Verderbten, Verderbenden, und über sie fortsehe, als wäre sie tot. Das beleidigte die Herrische. Sie sperrte den Leib ein, legte ihn in Ketten. Es war nun ihr Leib, ihr Eigentum, über das sie zu verfügen hatte. Sie wohnte in diesem Haus; man sollte ihr Haus zufrieden lassen. Jeden Tag schlugen sie mit Hämmern gegen ihre Brust und belauschten das Gespräch ihres Herzens. Sie malten ihr Herz auf die Brust, so daß es alle sehen konnten; rissen an das Licht, das sich drin versteckt hatte. Oh man beraubte sie. Mit jeder Frage trugen sie ein Stück von ihr weg. Man drang mit Giften auf sie ein, die feiner waren als Nadeln und Sonde; kamen ihr auf alle Schliche, trieben sie ganz in ihren Fuchsbau zurück. Alles nahmen ihr die Diebe, und so wunderte sie sich nicht, daß sie täglich schwächer wurde und totblaß dalag. Jetzt wurde sie erbittert und wehrte sich. Sie belog die Ärzte, beantwortete ihre Fragen nicht, ihren Schmerz verheimlichte sie. Und als man sie wieder befragen wollte, machte sie sich im Bette steif, stieß die Schwestern zurück, ja lachte in plötzlich auflodderndem Hasse den Ärzten, die den Kopf schüttelten, ins Gesicht und schnitt ihnen eine höhnische Fratze.

Aber so krampfhaft tapfer konnte sie sich nicht lange halten. Täglich gingen ohne Unterlaß die weißen Mäntel durch die Säle, klopften an den Kranken, schrieben alles auf. Täglich und stündlich kamen die Schwestern, brachten ihr Nahrung und Heilkräfte: daran erlahmte die Tänzerin. Sie warf das Spielzeug wieder hin; dumpf verachtend ließ sie mit sich geschehen. Es ging sie nichts an, was geschah. Ein kindisches Wesen lag da, das sie elend machte; was sollte sie um ihn kämpfen, was sollte sie ihn um seine Ehren beneiden? Schlaff ruhte sie in ihrem Bett. Der Leib lag wieder, ein Stück Aas, unter ihr; um seine Schmerzen kümmerte sie sich nicht. Wenn es sie nachts stach und quälte, sagte sie zu ihm: »Sei ruhig bis morgen zur Visite; sag es den Ärzten, deinen Ärzten, laß mich zufrieden.« Sie führten getrennte Wirtschaft; der Leib konnte sehen, wie er sich mit den Doktoren abfand. »Es wird schon protokolliert werden.« Damit schnitt sie der Belästigung das Wort ab.

Oft empfand sie ein lächelndes Mitleid mit diesem dummen kranken Kindchen, das in ihrem Bette lag. Sie teilte ruhig und gewissenhaft mit, was ihn drückte. Gleichgültig und leicht ironisch beobachtete sie die Ärzte und konstatierte ironisch die Erfolglosigkeit ihrer Anstrengungen. Eine Spannung und Lustigkeit kam wieder über sie und eine wild sich schüttelnde Schadenfreude über das Mißgeschick der Ärzte und den Verderb des Leibes. Wie sie unter Gelächter ihren Mund in das Kissen drückte, hatte sie ihren alten Hohn und ihre Kälte wieder.

Als am Mittag Soldaten mit klingender Marschmusik an dem Krankenhause vorbeizogen, saß die Tänzerin jach in ihrem Bette auf, mit glühenden Augen, gepreßten Lippen, ganz über sich gebückt. Nach einer Weile rief eine scharfe, wenn auch leise Stimme die Schwester an das Bett. Die Tänzerin wollte sticken und begehrte Seide und Leinwand. Mit einem Bleistift warf sie rasch auf das weiße Tuch ein sonderbares Bild. Drei Figuren standen da: ein runder unförmiger Leib auf zwei Beinen, ohne Arm und Kopf, nichts als eine zweibeinige dicke Kugel. Neben ihm ragte ein sanftmütiger großer Mann mit einer Riesenbrille, der den Leib mit einem Thermometer streichelte. Aber während er sich ernst mit dem Leib beschäftigte, machte ihm auf der andern Seite ein kleines Mädchen, das auf nackten Füßen hüpfte, eine lange Nase mit der linken Hand und stieß mit der rechten eine spitze Schere von unten in den Leib, so daß der Leib wie eine Tonne auslief in dickem Strahl.

Mit roten Fäden stickte die Tänzerin das Bild roh aus und lachte lustig zwischendurch für sich.

Sie wollte wieder tanzen, tanzen.

Wie einstmals, als sie Kälte über jede Üppigkeit des Tanzes sprühte, als ihr straffer Leib wie eine Flamme geweht hatte, wollte sie ihren Willen wieder fühlen. Sie wollte einen Walzer, einen wundersüßen, mit ihm tanzen, der ihr Herr geworden war, mit dem Leib. Mit einer Bewegung ihres Willens konnte sie ihn noch einmal bei den Händen fassen, den Leib, das träge Tier, ihn hinwerfen, herumwerfen, und er war nicht mehr der Herr über sie. Ein triumphierender Haß wühlte sie von innen auf; nicht er ging zur Rechten und sie zur Linken, sondern sie – sie sprangen mitsamt. Sie wollte ihn auf den Boden kollern, die Tonne, das hinkende Männlein, Hals über Kopf es hintrudeln, ihm Sand ins Maul stecken.

Sie rief mit einer Stimme, die urplötzlich heiser geworden war, nach dem Doktor. Über sich gebeugt, sah sie ihm von unten ins Gesicht, wie er erstaunt die Stickerei betrachtete, sagte dann mit ruhiger Stimme zu ihm auf: »Du – du Affe – du Affe, du Schlappschwanz.« Und stieß sich, die Decke abwerfend, die Nähschere in die linke Brust. Ein geller Schrei stand irgendwo in einer Ecke des Saales. Noch im Tode hatte die Tänzerin den kalten, verächtlichen Zug um den Mund.

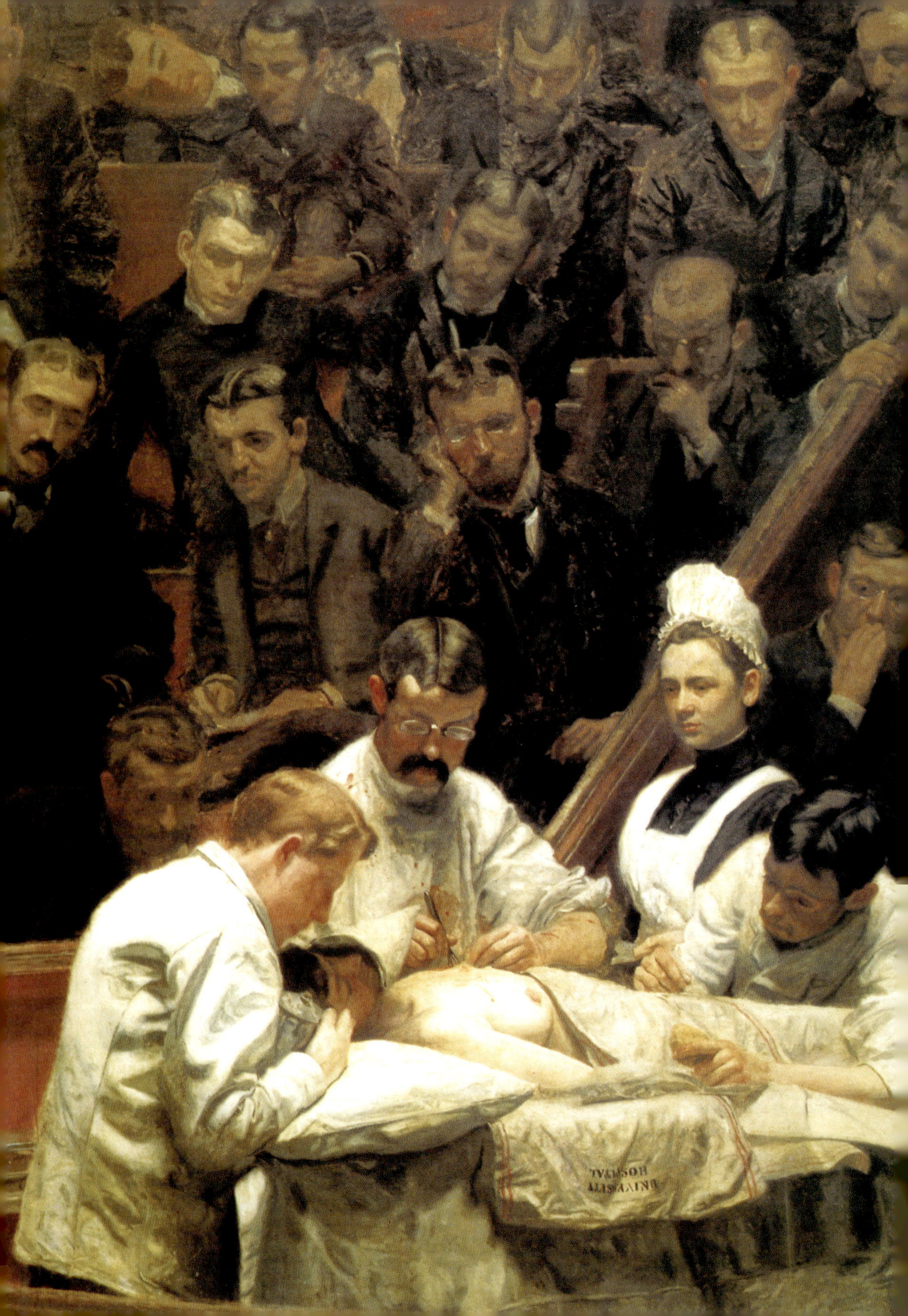

ALFRED DÖBLIN

Der Dritte

Der berühmte Frauenarzt Dr. William Converdon in Boston erließ am 14. April eine Annonce in den »Täglichen Nachrichten«, in der er eine Sekretärin suchte. Er war durch seine Wahl zum Vorsitzenden der Gesellschaft für Gynäkologie mit Schreibarbeit übermäßig belastet worden; seine bucklige Haushälterin, der er seine Bedrängnis mitteilte, entschied sich dafür, eine Dame zu suchen; diese sei billig, vor allem leichter zu entlassen.

Am 18. April stellte sie ihm zum Schluß seiner Sprechstunde zwei Damen vor. Converdon drehte sich teilnahmslos auf seinem Stuhl um, nahm mit Kopfnicken die leichte Verbeugung eines scharfzügigen, schwarzen, intelligenten Fräuleins entgegen, richtete länger seine grauen kalten Augen auf das blonde Mädchen neben ihr, die ihm mit Erröten ihre Zeugnisse reichte. Wie er dann mit der Hand über sein breites Kinn fuhr, entschied er sich, ohne die Papiere zu öffnen, für die blonde, schüchterne, vollwangige, weil sie schöne Flechten trug und es ihn beunruhigen würde, ihre Reize auf die Straße zu schicken, und weil er hoffen konnte, ihrer rasch überdrüssig zu werden.

Bei Beginn der Diktate am nächsten Morgen empfand der hagere Mann eine Störung seines Gedankengangs durch die Anwesenheit des Mädchens. Er zögerte daher, über den Läufer des Sprechzimmers hin- und hergehend, nicht lange, hinter dem Sessel halt zu machen, auf dem sie saß, in blauem Kleid, den Kopf mit sauber gewundenen Flechten über das Pult gebeugt. Bei Betrachtung ihres Rückens blieb er an ihrem bloßen Nacken hängen; so hob er denn langsam ihren weißen Stehkragen auf und küßte sie in den Spalt hinein zwischen Kleid und Kragen. Sie fuhr zurück, ihre Augen leuchteten auf; als er ihre hellen Nackenhaare durch seine Zähne zog, legte sie kichernd ihre heiße Wange nach rückwärts an seinen Kopf und dehnte sich auf dem Stuhl. Dann, als er mit seinen schmalen Lippen ihre Wangen abtastete, warf sie sich plötzlich vorn über die Schreibplatte, vergrub den Kopf in den Armen, schluchzte sehr leise eine kleine Weile, während er nachdenklich hinter ihr stand, das scharfe Gesicht gesenkt, die linke Hand am Kinn. Sie schüttelte sich noch einmal, wischte sich die Augen mit einem sehr dünnen Taschentuch, stand auf, wandte sich um und sah ihn aus geröteten Augen von unten an. Das blondhaarige Fräulein, sie hieß Mary Walter, legte dann ihren Kopf an seine weiße Weste und bot ihm zu seiner großen Überraschung den Mund. Er wollte erst mit der freien linken Hand in die Rocktasche fahren nach seinem Kneifer, um die Erscheinung aus der Nähe zu betrachten, küßte sie aber entschlossen und nannte sie vorsichtig »liebes Fräulein Walter«. Fräulein Walter setzte sich wieder auf ihren Sessel, er spazierte befriedigt über den Läufer, diktierte weiter. Er machte ihr am Ende der Arbeit, weil es ihm so einfiel, einige Liebeserklärungen, die sie erst gedankenlos mitstenographierte, dann aber beim Nennen ihres Namens verstand; sie spazierte Arm in Arm mit dem erschrockenen Mann über den Läufer; der beschäftigte Arzt freute sich aber herzlich über den raschen Ablauf des Vorgangs.

Er ging mit ihr ins Theater, speiste abends mit ihr zusammen, trieb dies ein paar Tage. Bis ihm nach genau einer Woche, als er bei Beendigung des Diktats auf seiner Chaiselongue saß und Fräulein Walter betrachtete, ein weiterer Gedanke kam. Sie band sich eben über ihren blauen Rock eine spitzenbesetzte weiße Schürze und sah dabei auf ihre weißen Tennisschuhe, als er um die Erlaubnis bat, die Schürze hinten zuzuknöpfen, und ihr bei dieser Tätigkeit dann mit stockender Stimme von hinten ins Ohr flüsterte, sie möchte heute das Nachtlager in seiner unmittelbaren Nähe aufschlagen. Sie betrachtete eine Weile ihre

Fingerspitzen, löste sich mit einem Ruck von seinen Händen, stampfte dann mit dem Fuß auf, sagte zunächst leise: »Es geht nicht.« Er ebenso leise: »Warum« und duzte sie sofort in Vorbedacht der kommenden Situationen. Nun einfach darum nicht, weil sie doch zu Hause wohne. Es wurde nun noch die Depesche an die Mutter abgesandt, in der berichtet wurde, daß Fräulein Mary den Herrn Chef für einen Tag auf einer Reise begleiten müsse, die bucklige Haushälterin orientiert, welche ein hierfür seit langen Jahren benutztes Zimmer freundlich abstaubte, so daß Dr. Converdon seinem Plan entsprechend die fröhliche Nacht mit seiner Sekretärin verlebte.

Nur störte ihn im Verfolg seiner notwendigen Bemühungen an dem Fräulein mehreres, nämlich die große Energie ihres anfänglichen Widerstands, ihre auffallende Erregtheit während der ganzen Nacht, besonders aber der Befund einer unzweifelhaften Jungfräulichkeit. Über diesen Befund war Herr Dr. Converdon heimlich außerordentlich entrüstet. Er erhob sich sehr früh, machte dem Fräulein am Morgen vor der Waschschüssel laute Vorwürfe wegen ihres Lebenswandels; man sollte es nicht für möglich halten, wenn man sie betrachte mit ihren blonden Flechten; was wollte sie eigentlich von ihm; es zeuge von einer unglaublichen Unreife, von einem völligen Mißverstehen seiner Person; er wisse gar nicht, wie er über diesen Punkt ihrer Vergangenheit wegkommen solle. Sie weinte, im bloßen Hemd am Fenster sitzend, furchtbar, bettelte um Verzeihung; sie wisse ja selbst nicht, wie es gekommen sei. Er diktierte ihr wütend stundenlang am Vormittag; diktierte, bis sie halb schlafend über den Tisch sank; war außer sich über die Roheit dieser anscheinend harmlosen Person.

Sofort wollte er sie vor die Tür setzen. Aber er überlegte sich, daß sie dann zu leichten Kaufs davonkäme. Es wäre ihr ein Vergnügen, jetzt zu entwischen nach diesem Verbrechen an seiner Seele. Er erklärte ihr abends, als sie zum Nachtessen erschien, daß er sie nunmehr fest engagiere, zunächst auf drei Monate; sie klatschte in die Hände; er verlangte dringend, daß sie einen förmlichen Vertrag, den er entworfen habe, unterschriebe. Sie unterschrieb ungelesen, hängte sich an seinen Hals. Er lächelte finster. Niemand erkannte den ernsten Mann tagelang in seiner explosiven Wut. Er mietete ihr schon nach einigen Tagen eine Wohnung in dem Nebenhause, entsetzte sie ihrer Stellung als Sekretärin, engagierte einen alten Bureaubeamten. Sie sollte als Gesellschaftsdame fungieren in seinem Hause. Sie hätte nichts weiter zu tun, als zugegen zu sein, wenn er es verlangte.

Sie stellte nun seine Möbel um, hing kleine Liebesbilder und Fähnchen auf, setzte sich allabendlich zu ihm an den Tisch. Er sprach tagelang mit ihr kein Wort, er duldete sie, gab ihr mit jeder Miene seine Verachtung zu erkennen. Eines Tages schwoll sein Gesicht, während sie ruhig aß, blaurot an, die Stirnader trat wie ein Bleistift hervor, seine Augen quollen heraus; er schlug mit der Faust neben sie auf die Platte: »Du hast hier nicht Abend für Abend an meinem Tisch zu sitzen. Dieser Stuhl hat frei zu sein an meinem Tische. Ich verbitte mir, daß irgend jemand auf diesem Stuhle sitzt.« »Aber Lorry, wo soll ich denn sitzen?« »Wo du willst, sollst du sitzen. Vor der Türe. Ich wünsche, daß dieser Platz frei bleibt.« Sie stand weinend auf: »So wünscht du, daß ich gehe?« »Daß du gehst? Das charakterisiert dich recht. Was willst du gehen? Warum? Wohin willst du gehen? Oh, ich kenne dich schon, du. Du willst gehen; das wolltest du schon lange. Aber du hast ohne meine Erlaubnis nicht das Zimmer zu verlassen. Du hast hier zu bleiben; ich sperre dich ein, bis du zahm und kirre bist – du Schamlose.« Der alten buckligen Haushälterin aber trug er auf, Fräulein Mary zu behandeln, als wäre sie die Tochter des Hauses, oder als wäre sie seine Frau, mit der allererdenklichsten Rücksicht und Zartheit; so verlange er es.

Als der hagere Mann sich besänftigt hatte, ging er wieder mit dem blonden Fräulein spazieren auf den breiten Geschäftsstraßen Bostons; mit einer ernsten, bittenden Galanterie bewegte er sich um sie; öfter klagte eine verzweifelte, gequälte Demut aus seiner Stimme. Sie saßen einmal nebeneinander bei Sonnenuntergang am Fenster seines Sprechzimmers; da legte er überwältigt die kahle Stirn auf die runde

Mädchenschulter. »Sieh, Mary, wie viele Straßen es gibt; drüben jenseits des Platzes fünf, über den Fluß weg hunderte im Arbeiterviertel. Hundert Häuser stehen in jeder Straße, und in jedem Haus wohnen so viele Männer, jüngere als ich, bessere als ich, schönere als ich. In jedem Stock, hinter jedem dieser Fenster. Sie haben an nichts zu denken, sie haben den ganzen lieben Tag ihre Gedanken frei, stell dir dies einmal vor. Und wie gerne würden sie dich lieben, mit deinen treuen Augen, deinen runden Armen. Dein Fleisch ist so fest, deine Brüste sind so straff, mit rosigen Spitzen; ach Gott, was hast du für ein weiches, glattes Fell, Mary – und dies alles mir, den es nicht beglückt, den es belastet und die Atemluft benimmt. Bitte frage mich jetzt nicht wieder, ob du gehen sollst. Was hilft das mir? Ich würde dir nachlaufen müssen und weinen. Ich wäre unsäglich froh, wenn du nicht wärest. Ich würde mich gerne bücken hier am Fenster, dich auf die Arme nehmen und wie einen Blumenregen auf das Pflaster streuen, drüben in die Fenster hinein und über mich in das Zimmer. Der Gedanke macht mich schmelzen. Aber jetzt faß mich nicht an, tröste mich gar nicht, laß meinen Kopf auf deiner Schulter liegen, Mary, Mary.«

Das Mädchen umging ihn mit großer Vorsicht, sie bereitete ihm die Mahlzeiten, half ihm bei den Arbeiten mit Geduld und unendlichem Sanftsinn. Wenn er sie anbrüllte, sich mit den Händen gegen die Brust schlug, weil solch Verhängnis an ihn gekettet wäre, so schlich sie davon die Treppen hinunter, weinte zu Hause, kam nach ein paar Stunden wieder zurück und fragte ängstlich die Haushälterin, ob der Herr schon besser wäre. Und er zog sie schon auf dem Korridor an den Händen zu sich hinein, polterte mit mürrischem Gesicht über eine kindliche Neigung zu dramatischen Spannungen, über ihre unreale, idealistische Auffassung des Menschen.

Nun saß sie auf seinen Visiten im Wagen neben ihm, in einem mächtigen Florentinerhut mit breiter blutigroter Schleife, deren Enden sie nach vorn um den Hals band. Wie seine Tochter saß sie auf dem Polster in feinem weißen Batistkleide neben dem hageren, glattrasierten Arzt, dessen hohe schmale Stirn, gerade Nase, tiefe Mundlinien in Marmor gehauen waren. Sein Schädel war kahl bis an den Wirbel; seine grauen durchdringenden Augen sahen gradeaus.

Ihre Lippen waren fein und keusch. Das reizte ihn tief, und er legte ihr die harte Hand auf den Mund in dem eiskalten Wunsch, mit einem schlanken Messer ihre Lippen zu umschneiden – dann wäre die ganze Keuschheit weg –, mit Porzellanglocken die demütige Sanftmut ihrer Augen zu verdecken; ihre welligen Haarflechten zu fassen, mit einem Ruck, mit einem langen skalpierenden Ruck vom Leibe abzuziehen das weiche schmeichelnde Fell, die weiße glatte Haut ganz und gar, daß sie daläge, Mary, vor ihm, zuckend rot, mit spielenden bloßen Muskeln, ein Präparat, ein krampfendes schnappendes Tier, Mary.

Er ließ sie ganz in seine Wohnung ziehen. Trotzdem sie im Gedränge der Straßen kaum einer beachtete, mußte sie dichte weiße Schleier tragen, und die kleine bucklige Frau begleitete sie. Der hagere Mann ging indessen heimlich des Nachts in die niedrigsten Quartiere der Vorstadt, lernte den verlorenen Geschöpfen ihre Obszönitäten und Verderbtheiten ab. Das streng bewachte, stille, blauverhängte Zimmer Marys zitterte unter den Rasereien der beiden Menschen. Sie saß neben ihm, umschlang ihn, bedauerte ihn wegen seiner Wildheit, aber er sann verzweifelt, wie er sie ganz verwüsten könnte, daß nichts von ihr übrig blieb, rang die Hände, daß sie noch immer neben ihm saß, als wäre nichts geschehen, mit treuen blauen Augen, mit den schlicht gewundenen Flechten, mit der kindlichen Stimme – wie er nur eine Spur in ihr hinterlassen könne, eine einzige kleine Spur. Bis sie einmal leise weinte an seiner Brust und ihn fragte, ob er schlecht von ihr denke, weil sie jetzt so bestialisch zueinander seien; da tröstete er sie ingrimmig, sie solle nicht so outriert fragen.

Er erklärte ihr am Tage darauf, daß er sie zur Schauspielerin ausbilden lassen wolle. Sie gehörte allen Menschen; jeder könnte sie nehmen, sollte sie nehmen. Sie sei so schön; sie singe so rein; es sei eine Versäumnis, dies zwischen seinen vier Wänden verdorren zu lassen. Sie trat als Tänzerin in einem kleinen Variété auf. Der Vorhang rauschte hoch, der hell beleuchtete

Schädel des Arztes senkte sich – nun war er glücklich. Nun lag die Schönheit Marys auf allen Gesichtern im Saale; der breite Fleischermund neben ihm sog lüstern an ihrem süßen Lächeln, in die braunen Kalbsaugen der Dame neben ihm kam eine Starrheit, als die blonde Mary im Tanze die runden Linien ihrer Schenkel bog und streckte; ein junger kräftiger Fant in der ersten Reihe biß sich mit dem Opernglas in ihre Brüste ein. Nun fiel sie wie ein Blumenregen über den Raum. Er raste in seiner Equipage hochatmend und lachend weg, ließ sie allein den Zuschauern. Er versteckte sich in seinem Zimmer, schloß die Türen hinter sich ab; seine Haushälterin bediente ihn wie sonst in der guten Zeit allein, während die Stühle leer herumstanden, kein Gedeck neben seinem lag und er am Ende der Mahlzeit Tisch und Stühle umwarf und seine Beine vergnügt auf dem Sofa ausstreckte.

Kaum aber war nach der unruhigen Nacht der Morgen gekommen, da stand der Herr vor dem Fenster seines Sprechzimmers, sah die leere Straße herunter und streckte die Arme aus nach Mary, der Dirne, dem niedrigen seellosen Geschöpf, nach der Mörderin, dem Vampir. Keine Spinne konnte böser umgehen mit einer Fliege, als dieses Wesen mit ihm. Alle Dinge hier im Zimmer sprachen von der Pein, die sie ihm tausendmal bereitet hatte, von der Mühe, die er mit ihr hatte; aber sie wälzte sich im warmen Dreck. Keine Peitsche, sie zu schlagen! Wo steckte sie, wo steckte sie, sein Besitz! Seine Hündin!

Gegen fünf Uhr nachmittags klingelte sie, lächelnd, freudig erregt, im weißen Mädchenkleid, unter einem mächtigen Florentinerhut, fiel ihm um den Hals und plapperte, wie glücklich sie sei, wie gut sie gefallen habe, wie sie sich freue auf heute abend. Er fragte nicht, wo sie heute nacht gewesen sei. Er nahm sie wie eine Puppe in den Arm und fiel aufweinend über sie auf den Teppich nieder. Er küßte sie auf den Mund und redete verwirrt. Er bettelte mit heiserer Stimme, sie solle nicht mehr spielen, sie solle bei ihm zuhause bleiben. Sie könne ja gehen, wann sie wolle, aber sie möchte bei ihm bleiben. Das Mädchen brach in ein furchtbares Schluchzen aus, fragte, was ihm geschehen sei. Sie zitterte, hob ihn auf, blickte den Mann an mit dem glühenden Gesicht, den triefenden Augen, den bebenden Lippen.

Am nächsten Vormittag fuhr er mit ihr auf das Standesamt, nach ein paar Tagen zum zweiten Male; da waren sie getraut.

Sie hatten wenige glückliche Wochen in einem Seebade verlebt. Da hörte sie eines Morgens, als sie sich zum Tennisspiel ankleidete, einen furchtbaren Schrei aus dem Nebenzimmer. Converdon stand in bloßen Hemdsärmeln aufrecht mitten im Zimmer, in der rechten Hand einen zerknitterten Brief. Er streckte die Arme nach der Decke, schrie gell Marys Namen, stürzte auf den Teppich nieder. Sie hob seinen heißen Kopf, er stammelte: »Es ist aus mit mir.« Dann, als er sich beruhigt hatte, sagte er, sie möchte ihn allein lassen, er hätte einen Nervenanfall gehabt. In dem zerknitterten Brief stand:

»Sehr geehrter Herr Doktor, Ihre Frau ist sehr schön. Ich werde mich um sie bemühen. Es ist Ihnen, sehr geehrter Herr Doktor, ebenso sicher wie mir selbst, daß ich Ihre Frau gewinnen werde. Es wird mir schwierig, ja unmöglich sein, meine Bemühungen um Ihre Frau durchzuführen, ohne daß Sie es merken. Ich bitte Sie daher, erstens Kenntnis von meinem Plan zu nehmen; zweitens, angesichts des zweifellosen Resultats, keine Schwierigkeiten zu machen. Ihnen selbst, sehr geehrter Herr Doktor, empfehle ich, gedrängt von einem großen Wohlwollen für Sie, sich am fünfundzwanzigsten dieses Monats im Charlespark mit genauer Angabe der Motive umzubringen. P. S. Ich besitze ein Automobil und stelle Ihnen den Wagen zur Benützung bei der Regelung Ihrer Angelegenheiten zur Verfügung.

Paul Wheatstren,

Parterregymnastiker.«

Dr. Converdon antwortete nach einer knappen Stunde Herrn Paul Wheatstren, Parterregymnastiker. Er bestätigte den Empfang des freundlichen Briefes vom Heutigen, dankte für die gütige Festsetzung des Todes, bat um umgehende Zusendung des Automobils, das er sachgemäß instandhalten werde.

Die erste Fahrt, die Dr. Converdon mit dem Wagen machte, war hinaus auf die Landvilla des Akrobaten, um mit ihm zu verabreden, daß von den kommenden Geschehnissen nichts zu Ohren Marys gelange. Wheatstren empfing ihn, ein untersetzter, breitschultriger Mann mit viereckigem geröteten Gesicht, Ende dreißig, gewöhnliche Züge, aber klare, ruhige Augen. Er schüttelte dem Doktor lachend die Hand, erklärte ihm, wie er sich freue, seine schöne Frau kennengelernt zu haben und ihren ehrenwerten Gatten. Er hoffe mit Frau Mary glückliche Stunden zu verleben.

Sie setzten sich bei einem Glas Wein hin. Wheatstren versäumte nicht, nach dem ersten Glase schonend zu bemerken, daß an dem baldigen Ableben seines Gastes die Dame nicht schuld sei, und er auch nicht; vielmehr ergäbe sich das Ableben von selbst bei der Sachlage, und so wäre es auch vernünftig, den Selbstmord am fünfundzwanzigsten in voller Öffentlichkeit, wie jede andere schickliche Handlung, zu vollziehen. Dr. Converdon trat bei dem zweiten Glase mit gezogenem Revolver auf seinen erstaunten Wirt zu und besprach mit ihm die Möglichkeit, ihm selbst eine Kugel in das rechte Auge zu schießen, und zwar jetzt gleich; dies sei vorteilhaft darum, weil jener keine Waffe trüge und er auf seinen Browning gut eingeschossen sei. Der andere bestätigte ohne Überlegung die Möglichkeit eines solchen Verlaufs, fügte aber mit überlegenem Lächeln hinzu, ohne sich auf seinem Sessel zu rühren, daß an der Sachlage dadurch nichts geändert würde. Es würde dann im nächsten Monat ein anderer Mann Frau Mary schön finden und Herrn Dr. Converdon davon benachrichtigen. Mit einem vorwurfsvollen Blick ging Herr Wheatstren auf den Arzt zu, der beschämt den Revolver sinken ließ. Er hätte Herrn Converdon geschrieben, weil er ihn für einen vernünftigen Mann hielte; es sei doch wirklich nicht ihre Sache, den Eintritt notwendiger Ereignisse zu verzögern. Er nahm gutmütig lachend dem Arzt den Revolver ab, klopfte ihm auf die Schulter; sie tranken nachdenklich weiter.

Zu Hause warf sich Herr Dr. Converdon in Frack, setzte einen Zylinder auf und fuhr in die Kirche. Er hörte aufmerksam die Predigt an,

ließ sich am Schluß des Gottesdienstes beim Pfarrer anmelden. Diesem erklärte er den Sachverhalt, indem er sich auf einen Stuhl an der Türe setzte, stellte ihm die Frage: ob er als Seelenkenner glaube, daß sich das Motiv des am fünfundzwanzigsten statthabenden Selbstmordes beheben lasse. Er sei Frauenarzt und daher mit Psychologie nicht vertraut.
Der Pfarrer, ein junger, tiefernster Mann mit einem Jesuitengesicht, durchsprach mit ihm aufmerksam die Angelegenheit. Er explizierte am Schluß: Es sei, wie man wenigstens seitens der Psychologie sagen könne, ein gewisses Dunkel und eine Borniertheit in dem Arzt vorhanden; diese, eine angeborene Eigenschaft, durch Erziehung und Lebensweise gepflegt, sei kaum mehr zu beheben. Die Situation sei erfreulich für die Frau Mary; ihn könne man nur trösten mit dem Hinweis auf die Belanglosigkeit seiner Existenz.

Damit war der beliebte Frauenarzt ganz ins Klare gekommen. Er hatte noch zwei Wochen zu leben. In diesen folgenden Tagen kam nun, als er sich die Situation klar überlegte, eine völlig unbekannte Ruhe über ihn. Er ging mit einem Gefühl der Freude einher, daß jedem der Glanz seiner Augen auffiel. Mit einer tiefen Dankbarkeit behandelte er insbesondere seine junge Frau, fuhr in dem Automobil mit ihr spazieren ins Grüne, war ihr wirklich innig zugetan in dieser Zeit. Sie hatte ihm diese schönen, hoffnungsvollen Tage beschert; über ein paar Tage war er wieder allein. Wie einfach sich alle seelischen Lächerlichkeiten lösen lassen durch eine mechanische Bewegung, gemäß dem guten Rat dieses Parterregymnastikers Paul Wheatstren. Täglich besuchte er mit Frau Mary die Variétévorstellungen, in denen der treffliche Mann auftrat, wurde nicht müde, seine Gelenkigkeit zu loben, kaufte sich sein Bild und stellte es in seinem Schlafzimmer an sein Bett. Zwei Tage vor seinem Ableben besuchte er noch alle Bekannten der nächsten Umgebung und teilte ihnen seinen Plan mit; er ging in den Kaufmannsladen, in den Gemüsekeller, in die Budike. Er fügte hinzu, daß er angesichts des Vergnügens, sie zu verlassen, ihnen Legate in Form von je tausend Dollars aussetze; er werde ihnen auch eine Stunde vor seinem Verscheiden Telegramme mit den herzlichsten Flüchen schicken. Er beobachtete, daß diese Erklärung allseitig beifälliges Erstaunen hervorrief und daß man ihm dankbar die Hände küßte.

Am vierundzwanzigsten dekretierte er schriftlich, daß man ihn sorgfältig sezieren möchte. Am fünfundzwanzigsten morgens trennte er sich von seiner schönen Frau in unbändiger Freude; der ernste, kahlköpfige Arzt tanzte im Frack um sie herum, küßte sie und fand kein Ende, mit ihr zu lachen. Gegen zehn Uhr setzte er sich in das Automobil, gab die Telegramme auf, fuhr nach dem Charlespark, ließ den Wagen am Eingang des Parks warten, nachdem er einen Zettel hinterlassen hatte mit der Nachricht seines um halb elf stattfindenden Todes. Mitten im Gebüsch stehend, bemerkte er, daß er in seiner Freude den Revolver zuhause gelassen hatte, und hängte sich daher nicht ohne Schwierigkeit an seinem Schlips auf.

Die Autopsie des Verstorbenen war völlig ergebnislos.

Am Abend der am sechsundzwanzigsten vorgenommenen Leichenschau besuchte Herr Wheatstren die Witwe, teilte ihr mit, daß er, wie sie wisse, ein Freund des Verblichenen sei. Er wolle keine großen Reden führen, sondern ihr nur mitteilen, daß er einige glückliche Stunden mit ihr zu verleben gedenke. Er bitte sie, das Gedächtnis des Verblichenen zu ehren, denn nur in Rücksicht auf ihr gemeinsames Glück habe er sich am fünfundzwanzigsten an seinem Schlips aufgehängt. Die gebrochene blonde Frau vergoß reichlich Tränen, sagte, sie erkenne Dr. Converdon daran; er sei immer so gütig gegen sie gewesen. Es käme ihr zwar alles so rasch, aber das Leben sei wohl so. Sie fuhr mit ihm in dem Automobil in seine Landvilla und verlebte ihrerseits mit ihm glückliche Stunden. Er seinerseits fühlte sich bald abgestoßen durch die Routine der sanften blauäugigen Dame in den Vergnügungen des Genusses; er hatte gehofft, ihr selbst diese beizubringen. So übernahm er denn nach einer Woche die Verwaltung ihres Vermögens, fluchte auf die Heimtücke des Dr. Converdon und fragte sie nach ihrer Herkunft. Als der Parterregymnastiker erfuhr, daß sie zuerst als Sekretärin bei Dr. Converdon beschäftigt war, bemerkte er, daß er keine Sekretärin brauche, er wisse als Akrobat wenigstens nicht, wozu. Er werde ihr Vermögen weiter gewissenhaft verwalten, ihr einen ausreichenden Zinsgenuß gewähren, aber sie scheine ihrer ganzen Anlage nach nicht für einen einzelnen Mann wie ihn geschaffen, auch wiesen die bezeigten Talente darauf hin. Und so empfahl er ihr dringend, ihre Begabung zu verwerten; auch das größte Kapital würde schließlich aufgezehrt. Sie verschloß sich seinen Darlegungen nicht. Und Herr Wheatstren führte die junge blonde Dame, die er auch heiratete, bald aus auf die Rennplätze, in die Theater; behandelte sie roh und mit Berechnung. Sie aber pries ihn auf Schritt und Tritt, weil er ihr das Höchste bot, was es auf Erden gäbe, nämlich erhebliche Abwechslung.

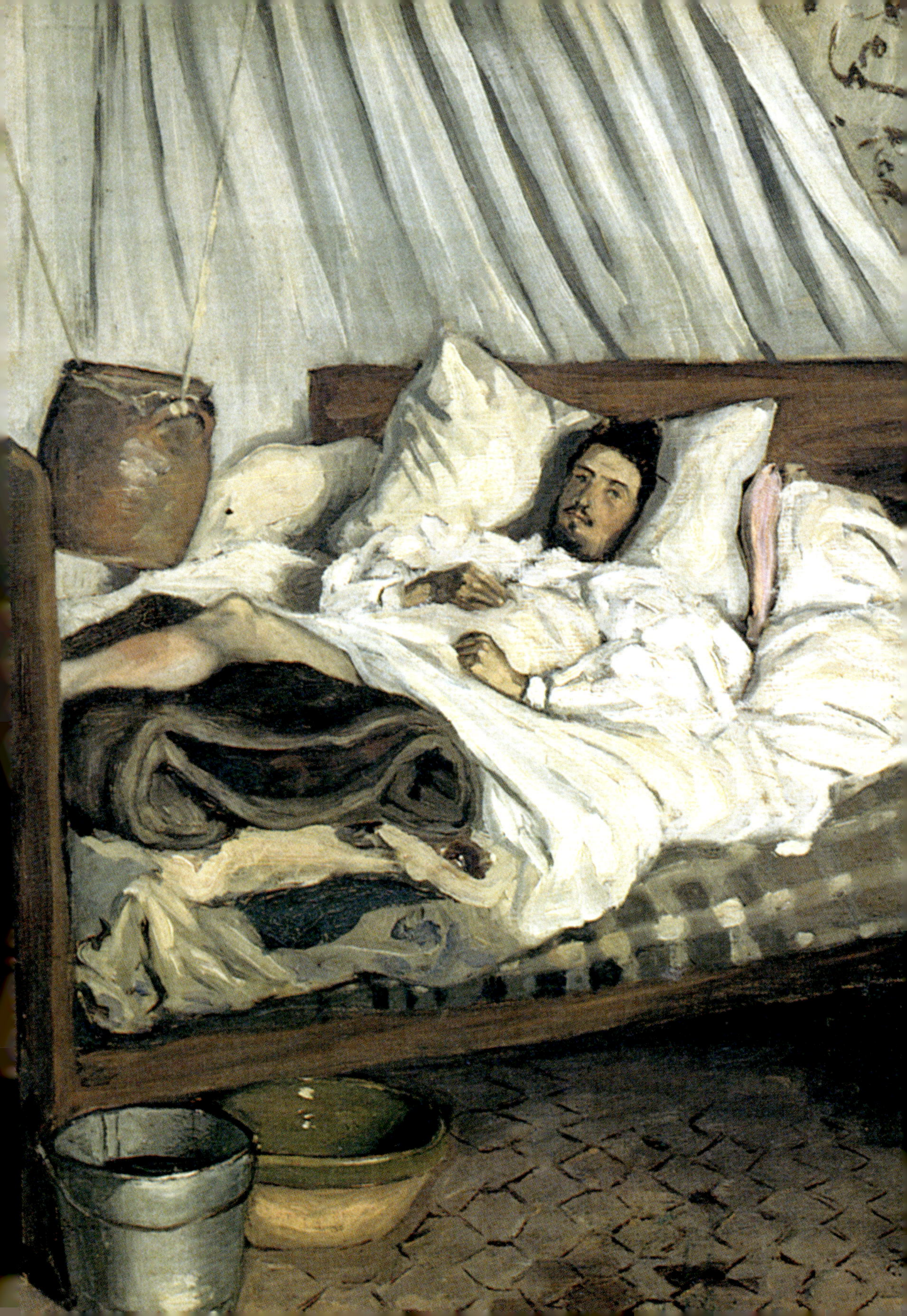

Arthur Conan Doyle

Der Mazarin-Stein

Dr. Watson freute sich, wieder einmal in der Baker Street zu weilen, in dem unordentlichen Zimmer im ersten Stock, dem Ausgangspunkt so vieler bemerkenswerter Abenteuer. Er sah sich um und betrachtete die wissenschaftlichen Tabellen an der Wand, den säurezerfressenen Arbeitstisch mit den Chemikalien, den in der Ecke lehnenden Geigenkasten und den Kohleneimer, der von alters her die Pfeifen und den Tabak beherbergte. Schließlich traf sein Blick wieder das frische und lächelnde Gesicht von Billy, dem jungen, aber sehr klugen und taktvollen Hausburschen, der die Einsamkeit und Isolation, von welchen die schwermütige Person des großen Detektivs umgeben war, ein wenig überbrücken geholfen hatte.

»Es hat sich anscheinend überhaupt nichts verändert, Billy. Und du hast dich auch nicht verändert. Ich hoffe, das läßt sich auch von ihm sagen?«

Billy warf einen raschen, etwas besorgten Blick auf die geschlossene Schlafzimmertür.

»Ich glaube, er liegt im Bett und schläft«, sagte er.

Es war sieben Uhr, am Abend eines lieblichen Sommertages; aber Dr. Watson war mit den Unregelmäßigkeiten seines alten Freundes vertraut genug, so daß ihn diese Eröffnung nicht überraschte.

»Dann gibt es wohl einen neuen Fall?«

»Ja, Sir; damit ist er zur Zeit ganz schwer beschäftigt. Ich hab schon Angst um seine Gesundheit. Er wird immer blasser und dünner, und essen tut er auch nichts. »Wann wünschen Sie zu speisen, Mr. Holmes?« fragt Mrs. Hudson. »Übermorgen, um neunzehn Uhr dreißig«, sagt er. Sie wissen ja, wie er ist, wenn er sich in einen Fall kniet.«

»Ja, Billy, ich weiß.«

»Er ist hinter irgend jemand her. Gestern war er als Handwerker auf Arbeitssuche unterwegs. Heute als alte Frau. Hat mich ganz schön reingelegt, und ich müßt seine Tricks doch inzwischen kennen.« Billy deutete grinsend auf einen am Sofa lehnenden, völlig verbeulten Sonnenschirm. »Der gehört zur Ausstattung der Alten«, sagte er.

»Aber was hat das alles zu bedeuten, Billy?«

Billy senkte die Stimme, wie jemand, der über die größten Staatsgeheimnisse spricht. »Ihnen kann ich's ja verraten, Sir; aber es sollte unter uns bleiben. Es geht um diesen Fall mit dem Krondiamant.«

»Was – der Hunderttausend-Pfund-Diebstahl?«

»Ja, Sir. Man muß ihn unbedingt wiederhaben, Sir. Sie, sogar der Premierminister und der Innenminister waren bei uns und haben auf diesem Sofa da gesessen. Mr. Holmes war sehr freundlich zu ihnen. Er hat sie gleich beruhigt und versprochen, daß er alles tun wird, was er kann. Aber da gibt es noch Lord Cantlemere…«

»Ah!«

»Ja, Sir; Sie wissen, was das heißt. Ein richtiger Steifnacken ist das, wenn ich mal so sagen darf. Mit dem Premierminister kann ich was anfangen, und ich hab auch nichts gegen den Innenminister; der hat einen richtig umgänglichen, freundlichen Eindruck gemacht. Aber seine Lordschaft kann ich nicht leiden. Und Mr. Holmes auch nicht, Sir. Wissen Sie, er hat nämlich kein Vertrauen zu Mr. Holmes und war dagegen, ihn zu engagieren. Ihm wär's eigentlich lieber, wenn er versagt.«

»Und Mr. Holmes weiß das?«

»Mr. Holmes weiß immer alles, was man wissen sollte.«

»Na, dann wollen wir hoffen, daß er nicht versagt und daß Lord Cantlemere sich blamiert. Aber sag mal, Billy, was soll denn der Vorhang da vor dem Fenster?«

»Mr. Holmes hat ihn vor drei Tagen dort aufgehängt. Wir haben was Ulkiges dahinter versteckt.«

Billy ging und zog den Vorhang, der die Nische mit dem Bogenfenster verdeckte, zurück.

Dr. Watson konnte einen überraschten Ausruf nicht unterdrücken. Dort saß das Faksimile seines alten Freundes, mit Schlafrock und allem Drum und Dran, das Gesicht zu drei Vierteln dem Fenster zugewandt und, wie in einem unsichtbaren Buch lesend, etwas gesenkt, während der Körper tief in einem Sessel versunken war. Billy nahm den Kopf ab und hielt ihn hoch.

»Wir drehen ihn in verschiedene Stellungen; dann wirkt's vielleicht noch lebensechter. Ich trau mich das Ding nur anzurühren, wenn das Rouleau unten ist. Wenn's oben ist, kann man nämlich von der anderen Straßenseite aus alles sehen.«

»So etwas haben wir schon früher einmal verwendet.«

»Das war vor meiner Zeit«, sagte Billy. Er zog die Gardinen zurück und lugte hinaus auf die Straße. »Gegenüber sind Leute, die uns beobachten. Jetzt kann ich am Fenster einen Kerl erkennen. Schauen Sie nur!«

Watson war einen Schritt vorgetreten, als sich die Schlafzimmertür öffnete und die lange, dünne Gestalt von Holmes zum Vorschein kam; sein Gesicht wirkte blaß und abgespannt, aber Schritt und Haltung waren so lebhaft wie eh und je. Mit einem einzigen Satz war er am Fenster und hatte das Rouleau wieder herabgezogen.

»Das genügt, Billy«, sagte er. »Du warst nämlich soeben in Lebensgefahr, mein Junge, und ich kann dich jetzt noch nicht entbehren. Na, Watson? Schön, Sie wieder einmal in Ihrem alten Quartier zu sehen. Sie kommen allerdings in einem kritischen Augenblick.«

»Das habe ich mir schon gedacht.«

»Du kannst gehen, Billy. Dieser Junge ist ein Problem, Watson. Inwieweit darf ich zulassen, daß er sich einer Gefahr aussetzt?«

»Was für einer Gefahr, Holmes?«

»Der des plötzlichen Todes. Ich muß mich heute abend auf einiges gefaßt machen.«

»Worauf denn?«

»Ermordet zu werden, Watson.«

»Nicht doch; machen Sie keine Scherze, Holmes!«

»Selbst mein beschränkter Sinn für Humor brächte bessere Scherze zustande. Aber wir dürfen uns doch die Wartezeit so angenehm wie möglich machen, nicht wahr? Ist Alkohol erlaubt? Sodawasser und Zigarren sind am üblichen Platz. Einmal noch möchte ich Sie im altgewohnten Sessel sitzen sehen. Sie haben es inzwischen hoffentlich verlernt, meine Pfeife und den erbärmlichen Tabak zu bemäkeln? Das muß mir zur Zeit nämlich die Nahrung ersetzen.«

»Aber warum essen Sie denn nichts?«

»Weil sich durch Fasten die Sinne verfeinern. Also wahrhaftig, mein lieber Watson, Sie als Arzt müssen doch zugeben, daß das, was der Verdauungsapparat durch Blutzufuhr gewinnt, dem entspricht, was dem Gehirn dabei verlorengeht. Ich bin ein Gehirn, Watson. Der Rest von mir ist bloß ein Anhängsel. Daher gilt meine Rücksicht nur dem Gehirn.«

»Aber was ist mit dieser Gefahr, Holmes?«

»Ah, ja; für den Fall, daß sie Gestalt annehmen sollte, wäre es vielleicht ganz gut, wenn Sie Ihr Gedächtnis mit Name und Adresse des Mörders belasten würden. Beides können Sie dann an Scotland Yard weiterleiten, mit freundlichem Gruß und einem Abschiedssegen. Sylvius lautet der Name – Graf Negretto Sylvius. Schreiben Sie ihn auf, Mann, schreiben Sie ihn auf! 136 Moorside Gardens, N. W. Haben Sie das?«

Watsons ehrliches Gesicht bebte vor Sorge. Die immensen Risiken, die Holmes einzugehen pflegte, kannte er nur allzu gut; er wußte recht wohl, daß das, was er sagte, wahrscheinlich eher eine Unter- denn eine Übertreibung war. Gleichwohl war Watson immer ein Mann der Tat und zeigte sich auch jetzt der Situation gewachsen.

»Sie können auf mich zählen, Holmes. Die nächsten ein, zwei Tage habe ich sowieso nichts zu tun.«

»Ihre Moral hat sich nicht gerade gebessert, Watson. Zu Ihren übrigen Lastern kommt nun auch noch das Flunkern hinzu. Denn Sie weisen alle Merkmale des beschäftigten Arztes auf, der andauernd konsultiert wird.«

»So dringende Fälle sind nicht dabei. Aber können Sie denn diesen Burschen nicht festnehmen lassen?«

»Doch, Watson, natürlich. Und genau das plagt ihn ja so.«

»Aber warum tun Sie es dann nicht?«

»Weil ich nicht weiß, wo der Diamant ist.«

»Ah! Billy hat mir davon erzählt: das fehlende Kronjuwel!«

»Ja, der große gelbe Mazarin-Stein. Mein Netz ist ausgeworfen, und meine Fische sind gefangen. Aber den Stein habe ich nicht erwischt. Welchen Sinn hätte es, die Leute festzunehmen? Freilich können wir die Welt etwas wohnlicher machen, indem wir die Burschen ins Gefängnis stecken. Aber darauf bin ich nicht aus. Ich will nur den Stein.«

»Und ist dieser Graf Sylvius einer von Ihren Fischen?«

»Ja, und er ist ein Hai. Er schnappt zu. Der andere ist Sam Merton, der Boxer. Eigentlich kein übler Bursche, dieser Sam, aber ein Handlanger des Grafen. Sam ist kein Hai. Er ist nur ein unsagbar einfältiger dickköpfiger Plattfisch. Gleichwohl zappelt auch er schon in meinem Netz.«

»Wo hält sich dieser Graf Sylvius auf?«

»Ich bin ihm den ganzen Morgen über nicht von der Seite gewichen. Sie haben mich ja schon als alte Lady erlebt, Watson. Noch nie war ich überzeugender. Einmal hat er mir sogar meinen Sonnenschirm aufgehoben. »Sie gestatten, Madame«, hat er gesagt – er ist nämlich Halb-Italiener, müssen Sie wissen: bei guter Laune von südlicher Grandezza, bei schlechter jedoch ein Teufel in Menschengestalt. Das Leben steckt voller Schnurren, Watson.«

»Es hätte aber auch eine Tragödie daraus werden können.«

»Nun ja, vielleicht. Jedenfalls bin ich ihm in die Minories gefolgt, zur Werkstatt des alten Straubenzee. Straubenzee hat das Luftgewehr hergestellt – ein herrlich gearbeitetes Stück, wie ich höre –, und ich nehme fast an, daß es sich eben jetzt hinter dem gegenüberliegenden Fenster befindet. Haben Sie schon die Attrappe gesehen? Natürlich, Billy hat sie Ihnen ja gezeigt. Tja, wahrscheinlich bekommt sie jeden Moment eine Kugel durch ihr schönes Köpfchen. Ah, Billy, was gibt's?«

Der Junge war wieder im Zimmer erschienen, auf seinem Tablett lag eine Karte. Holmes betrachtete sie kurz, mit emporgezogenen Augenbrauen und amüsiertem Lächeln.

»Der Herr höchstselbst. Das hätte ich allerdings kaum erwartet. Immer den Stier bei den Hörnern packen, Watson! Der Mann hat Mut. Vielleicht haben Sie von seinem Ruf als Großwildschütze schon gehört. Es wäre in der Tat ein triumphaler Abschluß seiner exzellenten Jägerkarriere, wenn er seinen Trophäen auch noch mich hinzufügen könnte. Das beweist freilich, daß er spürt, wie überaus dicht ich ihm auf den Fersen bin.«

»Schicken Sie nach der Polizei.«

»Vielleicht später. Aber noch nicht jetzt. Würden Sie bitte einmal vorsichtig aus dem Fenster schauen, Watson, und nachsehen, ob sich jemand auf der Straße herumtreibt?«

Behutsam lugte Watson um den Rand des Vorhangs.

»Ja, ein grobschlächtiger Bursche steht in der Nähe der Tür.«

»Das wird Sam Merton sein – der getreue, aber ziemlich beschränkte Sam. Wo wartet denn dieser Gentleman, Billy?«

»Im Vorzimmer, Sir.«

»Führ ihn herein, wenn ich läute.«

»Ja, Sir.«

»Auch wenn ich nicht im Zimmer bin; führ ihn trotzdem herein.«

»Ja, Sir.«

Watson wartete, bis die Tür wieder geschlossen war; dann wandte er sich mit ernstem Blick Holmes zu.

»Hören Sie, Holmes, das ist schlichtweg unverantwortlich. Dieser Mann ist verzweifelt und zu allem entschlossen. Womöglich ist er gekommen, um Sie umzubringen.«

»Das würde mich nicht überraschen.«

»Ich bestehe darauf, bei Ihnen zu bleiben.«

»Sie würden nur schrecklich im Weg stehen.«

»Ihm?«

»Nein, mein lieber Freund – mir.«

»Trotzdem, ich kann Sie unmöglich allein lassen.«

»Doch, das können Sie, Watson. Und das werden Sie, denn bis jetzt haben Sie die Spielregeln immer beachtet. Ich bin sicher, Sie werden bis zuletzt mitspielen. Dieser Mann ist gekommen, um *seine* Pläne zu verwirklichen; aber er wird bleiben, um den *meinen* zu dienen.« Holmes zückte sein Notizbuch und kritzelte ein paar Zeilen. »Nehmen Sie einen Wagen zu Scotland Yard und übergeben Sie das Youghal vom C. I. D. Dann kommen Sie mit der Polizei wieder hierher. Anschließend wird der Bursche festgenommen.«

»Mit Vergnügen.«

»Vor Ihrer Rückkunft bleibt mir vermutlich gerade noch genügend Zeit, um herauszufinden, wo sich der Stein befindet.« Er klingelte. »Ich glaube, wir verschwinden durchs Schlafzimmer. Dieser zweite Ausgang ist ungemein praktisch. Es wäre mir ganz lieb, meinen Hai zu beobachten, ohne daß er mich sieht; ich habe da, wie Sie sich erinnern werden, so meine eigenen Methoden.«

So war es denn ein leeres Zimmer, in welches Billy eine Minute später den Grafen Sylvius geleitete. Der berühmte Großwildjäger, Spieler und Lebemann war ein großer, dunkelhäutiger Bursche mit einer langen, gebogenen Nase; sie überragte wie ein Adlerschnabel den gewaltigen dunklen Schnauzbart, der einen grausamen, dünnlippigen Mund umschattete. Er war gut gekleidet; aber seine schillernde Krawatte, die funkelnde Anstecknadel und seine glitzernden Ringe wirkten überladen. Als sich die Tür hinter ihm schloß, sah er sich mit wildem, aufgescheuchtem Blick um – wie jemand, der in jeder Ecke eine Falle argwöhnt. Dann fuhr er heftig zusammen, als er den reglosen Kopf und den Kragen des Schlafrocks bemerkte, die über die Lehne des Sessels am Fenster ragten. Zunächst malte sich schiere Verblüffung auf seiner Miene. Dann glomm in seinen dunklen, mordgierigen Augen das Licht einer gräßlichen Hoffnung. Noch einmal sah er sich hastig um, ob auch keine Zeugen anwesend seien; dann schlich er auf Zehenspitzen, seinen dicken Stock halb erhoben, an die stille Gestalt heran. Schon duckte er sich zum letzten Sprung und Schlag, als eine kühle, sardonische Stimme ihn von der geöffneten Schlafzimmertür her ansprach:

»Machen Sie es nicht kaputt, Graf! Machen Sie es nicht kaputt!«

Der Meuchelmörder taumelte zurück, Bestürzung im verzerrten Gesicht. Einen Moment lang hob er noch einmal seinen bleigefüllten Stock halb in die Höhe, als ob er seine Zerstörungswut vom Abbild auf das Original lenken wollte; aber irgend etwas in jenen festen grauen Augen und dem spöttischen Lächeln veranlaßte ihn, die Hand sinken zu lassen.

»Ein hübsches kleines Ding, nicht wahr?« sagte Holmes; er schritt auf die Nachbildung zu. »Geschaffen von Tavernier, dem französischen Modelleur. Er versteht sich auf Wachsfiguren so gut wie Ihr Freund Straubenzee auf Luftgewehre.«

»Luftgewehre, Sir! Was meinen Sie damit?«

»Legen Sie doch Hut und Stock auf dem Seitentisch ab! Bitte nehmen Sie Platz. Würde es Ihnen etwas ausmachen, Ihre Pistole ebenfalls abzulegen? Oh, wenn Sie es vorziehen, darauf zu sitzen, bitte sehr. Ihr Besuch kommt mir wirklich höchst gelegen; ich hatte ohnehin das dringende Bedürfnis, ein paar Minuten mit Ihnen zu plaudern.«

Der Graf schaute finster drein, mit drohend zusammengezogenen Augenbrauen.

»Auch ich wollte mich ein wenig mit Ihnen unterhalten, Holmes. Deswegen bin ich ja hier. Ich kann allerdings nicht leugnen, daß ich eben noch vorhatte, über Sie herzufallen.«

Holmes schwang ein Bein auf die Tischkante.

»Ich dachte mir fast, daß Sie etwas Derartiges im Sinn hätten«, sagte er. »Aber warum diese persönlichen Aufmerksamkeiten?«

»Weil Sie mich zu sehr belästigt haben. Weil Sie Ihre Handlanger auf mich angesetzt haben.«

»Meine Handlanger! Ich versichere Ihnen: Nein!«

»Unsinn! Ich habe die Leute doch beschatten lassen. Sie sind nicht der einzige, der diese Art von Spielchen beherrscht, Holmes.«

»Es ist zwar nur eine Kleinigkeit, Graf Sylvius, aber vielleicht hätten Sie die Güte, sich mir gegenüber einer korrekten Anrede zu befleißigen. Sie sehen sicher ein, daß ich sonst, bei meinen Arbeitsgepflogenheiten, bald mit dem halben Verbrecheralbum auf vertrautem Fuß stünde, und werden mir zustimmen, daß Ausnahmen nur Neid erregen.«

»Na schön, dann eben *Mr.* Holmes.«

»Ausgezeichnet! Doch ich versichere Ihnen, was meine angeblichen Agenten betrifft, so irren Sie sich.«

Graf Sylvius lachte abfällig.

»Andere können genauso gut beobachten wie Sie. Gestern war es ein alter Sportsfreund, heute eine ältliche Frau. Sie haben mich den ganzen Tag über nicht aus den Augen gelassen.«

»Also wirklich, Sir, Sie schmeicheln mir. In der Nacht bevor man ihn hängte, sagte der alte Baron Dowson, in meinem Fall habe das Gesetz gewonnen, was der Bühne verlorengegangen sei. Und nun zollen auch Sie meinen kleinen schauspielerischen Darbietungen so freundliches Lob!«

»Das waren Sie – Sie selbst?«

Holmes zuckte mit den Achseln. »Hier in der Ecke sehen Sie den Sonnenschirm, den Sie mir in den Minories so galant aufgehoben haben, ehe Sie anfingen, Verdacht zu schöpfen.«

»Wenn ich das gewußt hätte, wären Sie nie…«

»Wieder in dieses bescheidene Domizil zurückgekehrt. Dessen bin ich mir wohl bewußt. Wir alle trauern verpaßten Gelegenheiten nach. Sie haben es nun einmal nicht gewußt, und somit sitzen wir hier!«

Die gerunzelten Brauen des Grafen zogen sich noch dichter über den drohenden Augen zusammen. »Was Sie da sagen, macht die Sache nur noch schlimmer. Es waren nicht Ihre Agenten, sondern der schauspielernde Naseweis persönlich! Sie geben also zu, daß Sie mir nachspioniert haben. Warum?«

»Ich bitte Sie, Graf. Sie haben doch früher in Algerien Löwen geschossen.«

»Ja und?«

»Weshalb wohl?«

»Weshalb? Na, der Spaß – die Erregung – die Gefahr!«

»Und ohne Zweifel auch, um das Land von einer Plage zu befreien?«

»Genau!«

»Kurz und gut, meine eigenen Beweggründe!«

Der Graf fuhr hoch, und seine Hand zuckte unwillkürlich zur Hüfttasche.

»Setzen Sie sich, Sir, setzen Sie sich! Es gab noch einen weiteren, eher praktischen Grund: Ich will diesen gelben Diamanten!«

Graf Sylvius lehnte sich boshaft lächelnd in den Stuhl zurück.

»Jetzt bin ich aber sprachlos«, sagte er.

»Sie wissen genau, daß ich deswegen hinter Ihnen her bin. Heute abend sind Sie eigentlich nur hierhergekommen, um herauszufinden, wieviel ich über die Sache weiß und ob es unbedingt nötig ist, mich zu beseitigen. Nun, von Ihrem Standpunkt aus betrachtet, würde ich sagen: Es *ist* unbedingt nötig; ich weiß nämlich alles darüber, außer einer einzigen Kleinigkeit, die Sie mir freilich gleich verraten werden.«

»Ach, tatsächlich! Und welches, bitte schön, wäre diese fehlende Kleinigkeit?«

»Der Ort, wo sich der Krondiamant jetzt befindet.«

Der Graf sah sein Gegenüber scharf an. »Oh, das also möchten Sie wissen, ja? Und wie, zum Teufel, soll ich Ihnen das sagen können?«

»Sie können – und Sie werden.«

»Ach wirklich?«

»Sie können mich nicht bluffen, Graf Sylvius.« Während Holmes ihn unverwandt anschaute, verengten sich seine Augen und blitzten, bis sie zwei drohenden Stahlspitzen glichen. »Sie sind so durchsichtig wie Spiegelglas. Ich kann bis auf den tiefsten Grund Ihrer Gedanken blicken.«

»Dann sehen Sie natürlich auch, wo sich der Diamant befindet!«

Holmes klatschte vergnügt in die Hände; dann richtete er spöttisch den Zeigefinger auf den Grafen. »Sie wissen es also. Eben haben Sie es zugegeben!«

»Ich gebe gar nichts zu.«

»Kommen Sie, Graf, wenn Sie vernünftig sind, können wir ein Geschäft miteinander machen. Wenn nicht, wird es nur zu Ihrem Schaden sein.«

Graf Sylvius verdrehte die Augen zur Zimmerdecke. »Und Sie reden von Bluff!« sagte er.

Holmes betrachtete ihn nachdenklich, wie ein meisterlicher Schachspieler, der über seinen entscheidenden letzten Zug nachsinnt. Dann öffnete er die Tischschublade und zog ein kleines, dickes Notizbuch hervor.

»Wissen Sie, was ich in diesem Buch festhalte?«

»Nein, Sir, natürlich nicht!«

»Sie!«

»Mich?«

»Ja, Sir, *Sie!* Hierin sind Sie voll und ganz enthalten – jede Tat Ihres nichtswürdigen und gefährlichen Lebens.«

»Der Teufel soll Sie holen, Holmes!« rief der Graf mit flackernden Augen. »Meine Geduld hat Grenzen!«

»Es steht alles hier drin, Graf. Die wahren Umstände des Todes der alten Mrs. Harold, die Ihnen den Blymer-Besitz hinterlassen hat, den Sie so schnell wieder verspielten.«

»Sie phantasieren ja!«

»Und die komplette Lebensgeschichte von Miss Mimie Warrender.«

»Tz! Damit werden Sie nichts anfangen können!«

»Wir haben hier noch jede Menge, Graf. Hier wäre der Raubüberfall im Luxuszug zur Riviera am 13. Februar 1892. Hier, im gleichen Jahr, der gefälschte Scheck, ausgestellt auf den Crédit Lyonnais.«

»Nein; in dem Fall irren Sie sich.«

»Folglich liege ich mit den übrigen richtig! Kommen Sie, Graf, Sie sind doch Kartenspieler. Wenn der andere sämtliche Trümpfe in der Hand hält, spart man viel Zeit, wenn man sein Blatt hinwirft.«

»Was hat dieses ganze Gerede mit dem Juwel zu tun, von dem Sie gesprochen haben?«

»Sachte, Graf. Bezähmen Sie Ihre Ungeduld! Lassen Sie mich auf meine hausbackene Art und Weise zum Kern der Sache kommen. Dieses ganze Material hier habe ich gegen Sie in der Hand; doch vor allem habe ich sowohl gegen Sie als auch gegen Ihren Schläger klare Beweise in Sachen Krondiamant.«

»Ach wirklich?«

»Ich habe den Kutscher, der Sie zur Whitehall gebracht, und den, der Sie wieder weggefahren hat. Ich habe den Commissionaire, der Sie in der Nähe der Vitrine gesehen hat. Ich habe Ikey Sanders, der es ablehnte, sie für Sie aufzuschneiden. Ikey hat schon gepfiffen; das Spiel ist aus.«

Auf der Stirn des Grafen traten die Adern hervor. In unterdrückter Erregung ballten sich konvulsivisch seine dunklen, behaarten Fäuste. Er versuchte zu sprechen; aber die Worte wollten sich nicht bilden.

»Das sind die Karten, mit denen ich spiele«, sagte Holmes. »Ich lege sie alle auf den Tisch. Eine fehlt allerdings noch: der Karokönig. Ich weiß nicht, wo der Stein ist.«

»Das werden Sie auch nie erfahren.«

»Nein? Kommen Sie, seien Sie vernünftig, Graf. Bedenken Sie doch einmal Ihre Situation. Man wird Sie zwanzig Jahre einsperren. Sam Merton ebenfalls. Was kann Ihnen Ihr Diamant da noch nützen? Rein gar nichts. Wenn Sie ihn jedoch aushändigen – nun, dann werde ich aufgrund erhaltener Entschädigung von einer Anzeige absehen. Wir wollen weder Sie noch Sam. Wir wollen den Stein. Geben Sie ihn heraus, dann kommen Sie, sofern es nach mir geht, straffrei davon – vorausgesetzt, Sie benehmen sich künftig. Sollten Sie freilich noch einmal einen Fehltritt begehen – tja, dann wird es Ihr letzter sein. Diesmal allerdings lautet mein Auftrag, den Stein zu bekommen – nicht Sie.«

»Und wenn ich mich weigere?«

»Nun, dann schnappen wir uns – leider! – Sie und nicht den Stein.«

Billy war auf ein Läuten hin erschienen.

»Ich glaube, es wäre ganz gut, Graf, Ihren Freund Sam an dieser Konferenz teilnehmen zu lassen. Schließlich sollten auch seine Interessen vertreten werden. Billy, vor der Haustür findest du einen großen und häßlichen Gentleman. Bitte ihn, heraufzukommen.«

»Und wenn er nicht will, Sir?«

»Keine Gewalt, Billy. Sei nicht grob zu ihm. Wenn du ihm sagst, daß Graf Sylvius nach ihm verlangt, wird er mit Sicherheit kommen.«

»Was haben Sie denn jetzt vor?« fragte der Graf, als Billy wieder verschwand.

»Vor ein paar Minuten war mein Freund Watson bei mir. Ich habe ihm erzählt, daß ich einen Hai und einen Plattfisch im Netz hätte; jetzt hole ich das Netz ein, und die beiden hängen drin.«

Der Graf war aufgestanden, eine Hand hinter dem Rücken. Holmes hielt etwas fest, das aus der Tasche seines Schlafrocks ragte.

»Sie sterben bestimmt nicht im Bett, Holmes.«

»Diesen Gedanken hatte ich auch schon oft. Spielt das eine große Rolle? Ihr eigener Abgang, Graf, dürfte doch auch eher in der Senkrechten als in der Horizontalen erfolgen. Doch dieses Vorgreifen in die Zukunft hat etwas Morbides. Warum geben wir uns nicht ganz zwanglos dem Vergnügen des Augenblicks hin?«

In den dunklen, drohenden Augen des meisterlichen Verbrechers glomm plötzlich ein raubtierhafter Funke auf.

Holmes' Gestalt schien zu wachsen, als er sich straffte und bereit machte.

»Es hat keinen Zweck, nach der Pistole zu tasten, mein Freund«, sagte er ruhig. »Sie wissen sehr gut, daß Sie es nicht wagen dürfen, von ihr Gebrauch zu machen, selbst wenn ich Ihnen Zeit ließe, sie zu ziehen.

Ein garstiges, lautes Ding, so eine Pistole, Graf. Bleiben Sie besser bei den Luftgewehren. Ah! Ich glaube, ich höre die anmutigen Schritte Ihres schätzbaren Partners. Guten Tag, Mr. Merton. Ziemlich langweilig auf der Straße, nicht?«

Der Preisboxer, ein wuchtig gebauter junger Mann mit einem stumpfsinnigen, störrischen, platten Gesicht, stand linkisch an der Tür; er sah sich mit verwirrter Miene um. Holmes' lässige Höflichkeit war eine neue Erfahrung für ihn; obschon er vage spürte, daß sie feindselig war, wußte er nicht, wie er ihr begegnen sollte. Er wandte sich an seinen klügeren Gefährten um Hilfe.

»Was ist denn nun, Graf? Was will der Kerl? Wie sieht's aus?« Seine Stimme klang tief und rauh.

Der Graf zuckte mit den Achseln; die Antwort kam von Holmes.

»Wenn ich es auf eine kurze Formel bringen dürfte, Mr. Merton: Für Sie sieht's zappenduster aus.«

Der Boxer richtete seine Äußerungen noch immer an seinen Bundesgenossen.

»Macht der Nachbar hier dann Witze, oder was? Ich hab aber gar keine Lust auf Witze.«

»Das habe ich auch nicht erwartet«, sagte Holmes. »Ich glaube, ich kann Ihnen versprechen, daß Ihnen im weiteren Verlauf des Abends noch weniger nach Scherzen zumute sein wird. Doch nun passen Sie auf, Graf Sylvius. Ich bin ein beschäftigter Mann und habe meine Zeit nicht gestohlen. Ich gehe jetzt in dieses Schlafzimmer. Während meiner Abwesenheit fühlen Sie sich bitte ganz wie zu Hause. Dann können Sie Ihrem Freund erklären, wie die Sache steht, ohne sich von meiner Gegenwart hemmen zu lassen. Ich werde mich derweilen mit der Geige an der Hoffmannschen Barkarole versuchen. In fünf Minuten komme ich zurück, um mir Ihre endgültige Antwort anzuhören. Die Entscheidung ist Ihnen doch klar, ja? Nehmen wir Sie fest, oder bekommen wir den Stein?«

Holmes zog sich zurück; im Vorbeigehen griff er sich aus der Ecke die Geige. Ein paar Augenblicke später drangen die langgezogenen, klagenden Noten dieser geisterhaftesten aller Melodien leise durch die geschlossene Schlafzimmertür.

»Was ist denn los?« fragte Merton besorgt, als sich sein Gefährte ihm zuwandte. »Weiß er was von dem Stein?«

»Er weiß viel zu viel davon. Ich bin mir gar nicht sicher, ob er nicht alles weiß.«

»Ach du lieber Gott!« Das bläßliche Gesicht des Boxers wurde um eine Spur bleicher.

»Ikey Sanders hat uns verpfiffen.«

»Ist das wahr? Dem butter ich'n Pfund rein, wenn ich dafür baumeln muß.«

»Das wird uns nicht viel helfen. Wir müssen uns klarwerden, was zu tun ist.«

»Moment mal«, sagte der Boxer; er blickte argwöhnisch zur Schlafzimmertür. »Das ist ein ganz ausgekochter Nachbar; den muß man im Auge behalten. Lauscht der auch nicht?«

»Wie soll er denn lauschen, bei der Musik?«

»Stimmt. Vielleicht steht dann aber einer hinter'm Vorhang. In dem Zimmer hat's sowieso zuviel Vorhänge.«Als er sich umschaute, sah er plötzlich zum ersten Mal die Nachbildung am Fenster; glotzend und mit dem Finger deutend stand er da – zu verblüfft, um etwas sagen zu können.

»Ach was! Das ist doch nur eine Attrappe«, sagte der Graf.

»Nachgemacht, eh? Ja, dann schlägt's dreizehn! So was hat's nicht mal bei Madame Tussaud. Das ist ihm ja wie aus dem Gesicht geschnitten, mit Rock und allem Drum und Dran. Aber die Vorhänge, Graf!«

»Ach, zum Henker mit den Vorhängen! Wir verschwenden nur unsere Zeit, und davon haben wir kein bißchen zuviel. Der kann uns ins Loch bringen wegen diesem Stein.«

»Den Teufel kann er!«

»Andererseits will er uns aber laufen lassen, wenn wir ihm verraten, wo die Sore steckt.«

»Was! Die Sore schießen lassen! Hunderttausend Eier schießen lassen!«

»Entweder das eine oder das andere.«

Merton kratzte sich den kurzgeschorenen Schädel.

»Der ist doch allein da drin. Los, wir machen ihn fertig. Wenn erst mal sein Licht ausgepustet ist, dann haben wir nichts mehr zu fürchten.«

Der Graf schüttelte den Kopf.

»Er ist gut bewaffnet. Wenn wir ihn erschießen, gibt es in einer Wohnung wie der hier kaum eine Möglichkeit zu entwischen. Außerdem ist es ziemlich wahrscheinlich, daß die Polizei das ganze Beweismaterial kennt, das er gesammelt hat. Hallo! Was war das?«

Vom Fenster schien ein unbestimmtes Geräusch zu kommen. Beide Männer wirbelten herum; doch alles war still. Abgesehen von der einen seltsamen Gestalt im Sessel war der Raum zweifellos leer.

»Irgendwas auf der Straße«, sagte Merton. »Also hören Sie, Chef, für den Grips sind Sie zuständig. Sie können sich bestimmt einen Ausweg ausdenken. Wenn Dresche nichts nutzt, dann sind Sie an der Reihe.«

»Ich habe schon bessere als ihn reingelegt«, antwortete der Graf. »Der Stein steckt hier in meiner Geheimtasche. Zu riskant, ihn irgendwo herumliegen zu lassen. Heute nacht kann er aus England geschafft und noch vor Sonntag in Amsterdam in vier Stücke geschnitten werden. Von Van Seddar weiß der Kerl nämlich nichts.«

»Ich hab gedacht, Van Seddar geht erst nächste Woche?«

»Das sollte er auch. Aber jetzt muß er mit dem nächsten Schiff abhauen. Einer von uns muß mit dem Stein los in die Lime Street und es ihm sagen.«

»Aber der doppelte Boden ist noch nicht fertig.«

»Schön, dann muß er ihn eben so nehmen und es riskieren. Wir dürfen keine Sekunde verlieren.« Mit jenem Gespür für Gefahr, das sich beim Jäger zum Instinkt entwickelt, hielt er noch einmal inne und warf einen scharfen Blick zum Fenster. Ja, das undeutliche Geräusch war mit Sicherheit von der Straße gekommen.

»Was Holmes angeht«, fuhr er fort, »den können wir ziemlich leicht reinlegen. Verstehst du, der Idiot will uns ja nicht festnehmen lassen, wenn er den Stein bekommt. Schön, versprechen wir ihm eben den Stein. Wir locken ihn auf eine falsche Fährte, und noch ehe er merkt, daß es die falsche ist, ist der Stein in Holland, und wir sind außer Landes.«

»Das hört sich gut an!« rief Sam grinsend.

»Du gehst los und sagst dem Holländer, er soll sich beeilen. Ich kümmere mich um diesen Trottel und saug mir ein Geständnis aus den Fingern. Ich werde ihm erzählen, daß sich der Stein in Liverpool befindet. Zum Teufel mit dieser Jammermusik; sie geht mir auf die Nerven! Bis er merkt, daß der Stein gar nicht in Liverpool ist, ist dieser in vier Teile geschnitten, und wir sind auf hoher See. Tritt mal etwas zurück, aus der Sichtlinie von diesem Schlüsselloch da. Hier ist der Stein.«

»Daß Sie es wagen, den so einfach mit sich rumzuschleppen!«

»Wo könnte ich ihn denn noch sicherer aufbewahren? Wenn wir es geschafft haben, ihn aus der Whitehall zu stehlen, dann bekommt ihn ein anderer bestimmt auch aus meiner Wohnung.«

»Ich möchte ihn mir mal anschauen.«

Graf Sylvius warf seinem Bundesgenossen einen nicht gerade schmeichelhaften Blick zu und ignorierte die ungewaschene Hand, die sich ihm entgegenstreckte.

»Was – glau'm Sie denn, ich will Ihnen den wegschnappen? Hören Sie mal, Mister, so langsam hab ich Ihr Benehmen aber ziemlich satt.«

»Schon gut; war nicht so gemeint, Sam. Streit können wir uns jetzt wirklich nicht leisten. Komm rüber ans Fenster, wenn du das Prachtstück richtig sehen willst. Jetzt halt ihn ans Licht! Hier!«

»Danke!«

Mit einem einzigen Sprung war Holmes aus dem Sessel der Attrappe geschnellt und hatte das kostbare Juwel an sich gerissen. Nun hielt er es in einer Hand, während er mit der anderen einen Revolver auf den Kopf des Grafen richtete. In höchster Verblüffung taumelten die beiden

Schurken zurück. Noch ehe sie sich wieder gefangen hatten, hatte Holmes die elektrische Klingel betätigt.

»Keine Gewalt, Gentlemen – keine Gewalt, wenn ich bitten darf! Denken Sie an das Mobiliar! Es dürfte Ihnen doch völlig klar sein, daß Ihre Situation aussichtslos ist. Die Polizei wartet bereits unten.«

Die Bestürzung des Grafen war größer als seine Wut und Furcht.

»Aber wie zum Teufel…« keuchte er.

»Ihre Überraschung ist durchaus verständlich. Sie wissen nicht, daß aus meinem Schlafzimmer eine zweite Tür hinter diesen Vorhang führt. Ich dachte eigentlich, daß Sie mich gehört haben müssen, als ich die Figur durch mich selbst ersetzte; aber das Glück stand mir zur Seite. Das gab mir Gelegenheit, Ihre gepfefferte Konversation zu belauschen, die wohl in quälender Steifheit verlaufen wäre, hätten Sie meine Anwesenheit bemerkt.«

Der Graf machte eine resignierende Geste.

»Sie sind uns über, Holmes. Ich glaube, Sie sind der Teufel in Person.«

»Nicht weit von ihm entfernt auf jeden Fall«, erwiderte Holmes mit einem höflichen Lächeln.

Sam Mertons träger Verstand hatte die Situation nur allmählich erfaßt. Als nun von der Treppe draußen das Geräusch schwerer Schritte erschallte, machte er seinem Schweigen schließlich ein Ende.

»Jetzt hat's mich erwischt!« sagte er. »Aber, sagen Sie mal, was ist denn mit der verflixten Fiedel los? Ich hör sie immer noch.«

»Tz, tz!«gab Holmes zurück. »Sie hören vollkommen richtig. Lassen Sie sie nur spielen! Diese modernen Grammophone sind eine bemerkenswerte Erfindung.«

Polizisten strömten herein, Handschellen klickten, und die Verbrecher wurden zum wartenden Wagen abgeführt. Watson blieb noch bei Holmes; er gratulierte ihm zu dem frischen Blatt an seinem Lorbeerkranz. Ihre Unterhaltung wurde jedoch abermals von dem unerschütterlichen Billy mit seinem Karten-Tablett unterbrochen.

»Lord Cantlemere, Sir.«

»Führ ihn herein, Billy. Das ist der berühmte Peer, der die allerhöchsten Interessen vertritt«, sagte Holmes. »Er ist eine hervorragende und rechtschaffene Persönlichkeit, gehört aber noch ziemlich der alten Schule an. Wollen wir ihn etwas aus der Reserve locken und uns eine winzige Freiheit herausnehmen? Er weiß vermutlich noch nichts von den jüngsten Ereignissen.«

Die Tür öffnete sich, um eine dünne, asketische Gestalt mit scharfgeschnittenem Gesicht hereinzulassen. Der herabhängende Backenbart (im Stil der mittleren viktorianischen Zeit) war von schimmernder Schwärze; er paßte nicht so recht zu den gerundeten Schultern und dem kraftlosen Gang. Holmes trat freundlich vor und schüttelte eine teilnahmslose Hand.

»Wie geht es Ihnen, Lord Cantlemere? Es ist kühl für diese Jahreszeit; aber dafür ist es drinnen ziemlich warm. Darf ich Ihnen den Mantel abnehmen?«

»Nein danke, ich möchte nicht ablegen.«

Holmes legte ihm beschwörend die Hand auf den Ärmel.

»Bitte, erlauben Sie! Mein Freund Dr. Watson wird Ihnen bestätigen, daß solche Temperaturwechsel höchst heimtückisch sind.«

Seine Lordschaft machte sich etwas ungeduldig los.

»Ich befinde mich ganz wohl, Sir. Ich habe nicht das Bedürfnis zu bleiben. Ich habe lediglich hereingeschaut, um festzustellen, wie Sie mit Ihrer selbsterwählten Aufgabe vorankommen.«

»Sie ist schwierig – sehr schwierig.«

»Daß Sie zu diesem Befund gelangen, habe ich befürchtet.«

Ein leiser Spott lag in den Worten und im Gebaren des alten Höflings.

»Jedermann stößt einmal an seine Grenzen, Mr. Holmes; aber das kuriert uns von der Schwäche der Selbstzufriedenheit.«

»Ja, Sir, ich bin mittlerweile höchst verwirrt.«

»Zweifellos.«

»Besonders in einem Punkt. Möglicherweise könnten Sie mir darin weiterhelfen?«

»Ihre Bitte um Rat kommt ein bißchen spät. Ich dachte, Sie verfügen über eigene, unfehlbare Methoden? Gleichwohl bin ich bereit, Ihnen zu helfen.«

»Sehen Sie, Lord Cantlemere, die eigentlichen Diebe können wir ohne Zweifel unter Anklage stellen.«

»Sobald Sie sie gefangen haben.«

»Genau. Aber die Frage lautet: Wie sollen wir gegen den Hehler vorgehen?«

»Ist es dazu nicht etwas zu früh?«

»Man tut immer gut daran, vorauszuplanen. Also, was wäre nach Ihrem Darfürhalten ein schlüssiger Beweis gegen den Hehler?«

»Der tatsächliche Besitz des Steines.«

»Sie würden ihn daraufhin festnehmen?«

»Ohne jeden Zweifel.«

Holmes lachte selten; aber soweit sich sein alter Freund Watson erinnern konnte, war er noch nie so nahe daran, herauszuplatzen. »In diesem Fall, mein lieber Sir, sehe ich mich in die schmerzliche Notwendigkeit versetzt, Ihre Festnahme zu empfehlen.«

Lord Cantlemere war sehr verärgert. Auf den bleichen Wangen flackerte etwas von seinem alten Feuer auf.

»Sie nehmen sich allerhand heraus, Mr. Holmes. In den fünfzig Jahren meiner Amtszeit kann ich mich keines solchen Vorkommnisses entsinnen. Ich bin ein beschäftigter Mann, Sir, von wichtigen Geschäften in Anspruch genommen, und ich habe weder Zeit noch Sinn für alberne Scherze. Ich will Ihnen offen sagen, Sir, daß ich an Ihre Fähigkeiten nie geglaubt habe und immer der Ansicht war, daß diese Angelegenheit in den Händen der regulären Polizei weit besser aufgehoben wäre. Meine Meinung wird durch Ihr Verhalten voll und ganz bestätigt. Ich habe die Ehre, Sir, Ihnen einen guten Morgen zu wünschen.«

Holmes hatte rasch seinen Standort gewechselt und befand sich nun zwischen dem Peer und der Tür.

»Einen Moment, Sir«, sagte er. »Sich jetzt mit dem Mazarin-Stein davonzumachen, wäre ein größeres Vergehen, als ihn nur zeitweilig in Besitz zu haben.«

»Sir, das ist unerträglich! Lassen Sie mich vorbei.«

»Stecken Sie doch einmal Ihre Hand in die rechte Manteltasche.«

»Was soll das, Sir?«

»Na los, nur zu; tun Sie, worum ich Sie bitte.«

Einen Augenblick später stand der verdutzte Peer blinzelnd und stammelnd da, den großen gelben Stein in der zitternden Hand.

»Was! Was! Wie ist das möglich, Mr. Holmes?«

»Ach je. Lord Cantlemere, ach je!« rief Holmes. »Mein alter Freund Watson hier kann Ihnen ein Lied singen von meiner garstigen Angewohnheit, handfeste Späße zu machen. Außerdem davon, daß ich einer dramatischen Situation einfach nicht widerstehen kann. Ich habe mir die Freiheit genommen – die sehr große Freiheit, wie ich zugebe –, Ihnen den Stein zu Beginn unserer Unterhaltung in die Tasche zu stecken.«

Der alte Peer starrte von dem Stein auf das lächelnde Gesicht vor ihm.

»Sir, ich bin verwirrt. Aber – doch – es ist tatsächlich der Mazarin-Stein. Wir stehen tief in Ihrer Schuld, Mr. Holmes. Ihr Sinn für Humor mag, wie Sie selbst einräumen, ein wenig verdreht sein und sich bemerkenswert unzeitig entfalten, doch zumindest nehme ich alles zurück, was ich über Ihre erstaunlichen beruflichen Fähigkeiten geäußert habe. Aber wie…«

»Der Fall ist erst zur Hälfte abgeschlossen; doch die Details können warten. Der Genuß, Lord Cantlemere, in den erlauchten Kreisen, in die Sie zurückkehren, vom glücklichen Ausgang der Geschichte erzählen zu können, wird Sie für meinen handfesten Spaß zweifellos ein wenig entschädigen. Billy, du führst seine Lordschaft hinaus und richtest Mrs. Hudson aus, ich wäre ihr dankbar, wenn sie so bald wie möglich ein Abendessen für zwei Personen heraufschicken würde.«

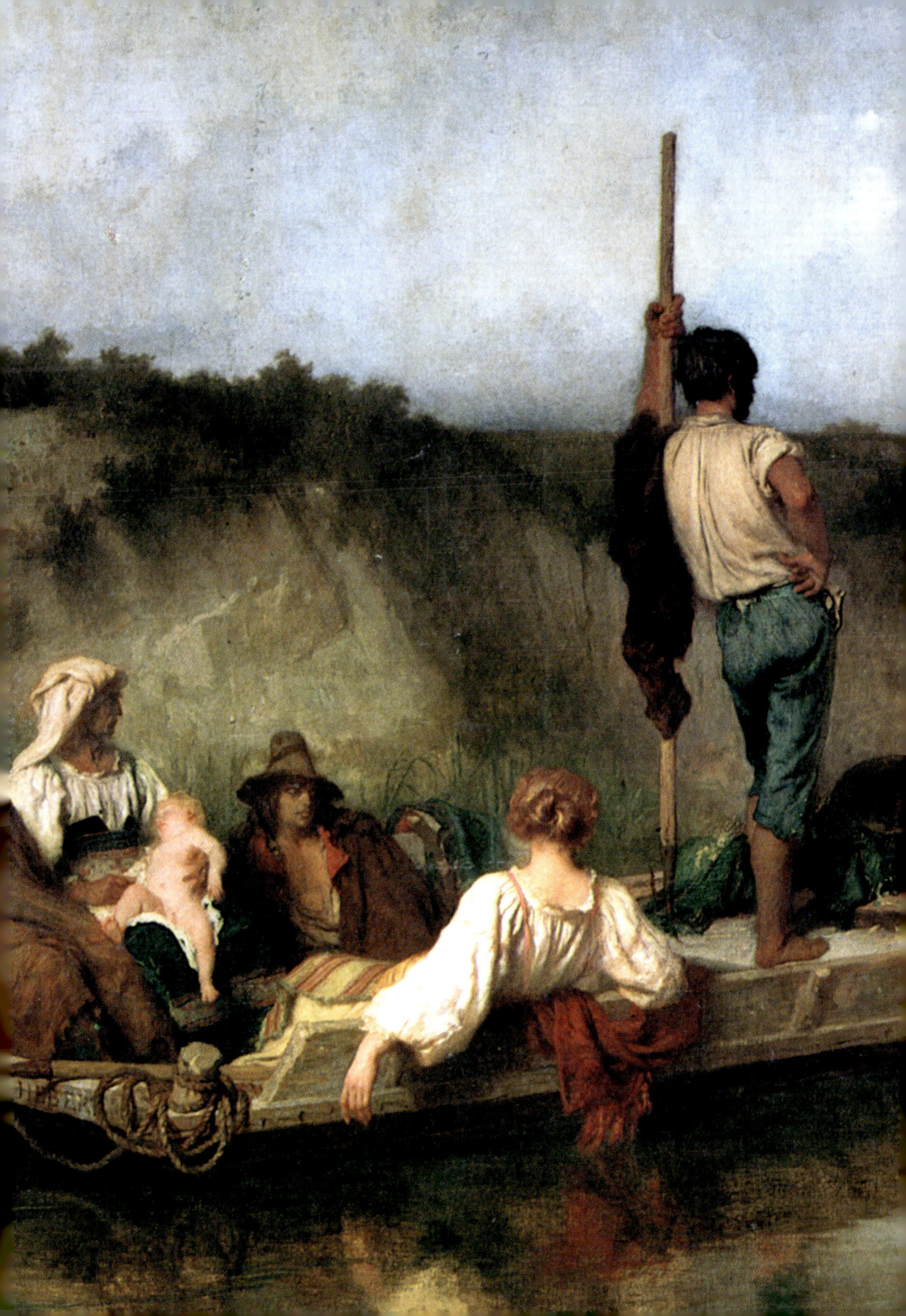

Justinus Kerner

Ärztliche Runde

Geh ich in der Mitternacht
Durch der Häuser enge Reihn
Hin, wo noch ein Kranker wacht
Bei der Lampe mattem Schein,

Blick ich an die Fenster oft,
Hinter denen fruchtlos ich
Auf Metall und Kraut gehofft,
Lausch ich, und es reget sich.

Und es kommt herab im Haus,
Als hätt' ich geklopfet an –
Ein Verstorbner tritt heraus,
Gehet stumm mit mir die Bahn.

Und mein Hündlein stutzt und bellt,
Will mit mir nicht weiter gehn.
Wolken, fliegt vom Himmelszelt!
Daß die Sterne leuchtend stehn.

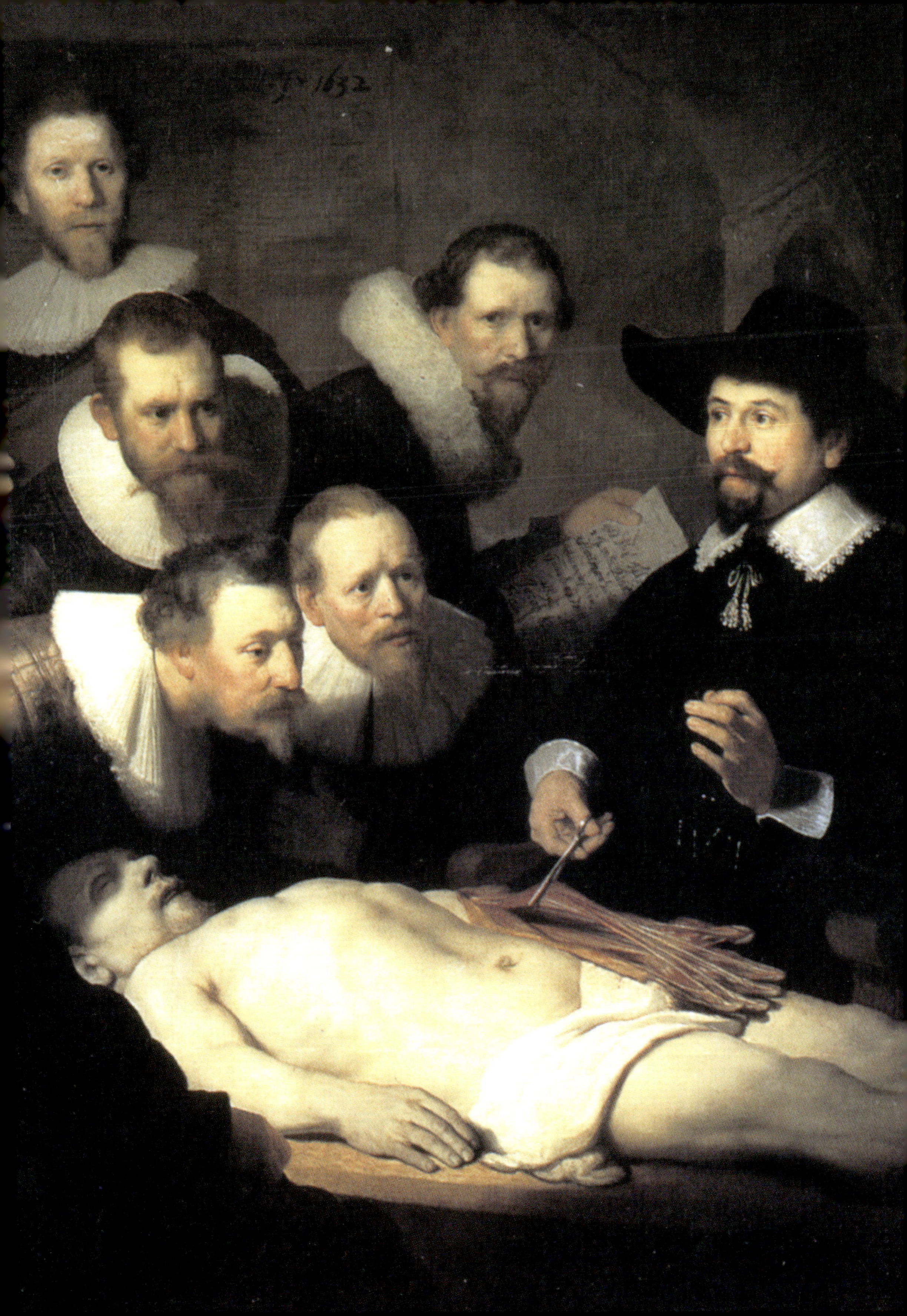
1632

Justinus Kerner

Der Traum eines Arztes

in einer Nacht zu Nürnberg im Jahre 1845

Es war ein Arzt aus Schwaben
Zu Nürnberg in Quartier,
Der wollt' frühmorgens haben
Zur Stärkung Wurst und Bier.

Da sprach des Hauses Meister:
»Ja! trinkt! bleich seht Ihr aus.
Saht Ihr heut nacht wohl Geister
In meinem alten Haus?«

»Nein!« sprach der Arzt, »mit
Schauern
Träumt' ich heut nach *den* Traum:
In eines Kirchhofs Mauern
Saß ich an einem Baum.

Kein goldner Vollmond schiffte
Durchs grüne Rebental.
Es zuckte durch die Lüfte
Entfernter Blitze Strahl.

Ich aber saß beklommen,
Als drohte was noch mehr;
Sprach, wie bin ich gekommen
Um Mitternacht hieher?

Ich seufzte und ich grollte,
Da hör ich dumpfes Schall'n,
Als ob die Erd' entrollte
Den Grabeshügel all'n.

Der Mond aus Wolkenbergen
Auf einmal strahlend bricht,
Da seh ich, wie aus Särgen
Steigt Leich' an Leiche dicht.

Die lenken ihre Schritte
Gerade auf mich zu,
Ich aber ruf: ›Ich bitte,
Ihr Toten, kehrt zur Ruh'!‹

Schnell will ich mich erheben,
Gebannt bleib ich am Baum,
Die Leichen zu mir schweben. –
O nie vergeßner Traum!

Die erste, wie im Grimme
Hebt auf die schwarze Hand,
Und spricht mit hohler Stimme:
›Mein Tod war heißer Brand.

Du aber hast gestecket
Moschus in mich hinein,
Die Glut noch mehr gewecket,
Der Tod half mir allein.‹

Drauf mit den Knochenhänden
Die zweite weist aufs Herz,
Und spricht: ›So mußt' ich enden!
Hier innen saß mein Schmerz.

Du aber gabst mir Pillen
Und Tränke für die Brust:
Mein Leiden hat zu stillen
Allein der Tod gewußt.‹

Die dritte kommt geschritten,
Und streckt mir hin ihr Bein:
›Hättst du dies abgeschnitten,
Würd' ich noch lebend sein.

Du doch auf meine Klagen
Sprachst: Jod und Lebertran
Heilt dich in wenig Tagen,
Der Tod nur hat's getan.‹

Die vierte mit dem Kopfe
Stets nickte hin und her:
›Wie war mir armen Tropfe
Im Leben der so schwer!

Hättst Wasser mir gegeben
Statt China immerdar,
So wär' ich noch am Leben:
Der Tod mein Helfer war.‹

Jetzt kommt die fünfte Leiche
An Krücken her auf mich,
Ich kenne sie, ruf: ›Weiche!
Die Erde decke dich!

Fort! fort! sie deck' euch alle,
Ihr Toten! fort vom Licht!‹
Da ruft's mit grellem Schalle:
›Arzt, mit dir ins Gericht!‹

Nun kommt der Tod gegangen,
Die Leichen singen: ›Tod!
Mit Kränzen sei umfangen,
Du Retter aus der Not.

Preis *dir*, Arzt, der gefunden
Den Balsam Grabesruh',
Du bandest unsre Wunden
Sanft mit dem Sargtuch zu.‹

Und jetzt, an mir vorüber,
Schwebt' Tod und Leichenchor.
Schnell war der Himmel trüber,
Das Mondlicht sich verlor.

Zum Baum, wo meine Stätte,
Ein Blitzstrahl niederkracht,
Davon bin ich im Bette
Vom tollen Traum erwacht.« –

Der Hausherr, etwas kühler,
Sprach: »O das hat gemacht,
Daß ihr im Dunst so vieler
Kunstbrüder zugebracht.

Trinkt unser Bier nur dreister,
Speist eine Wurst dazu,
Dann lassen euch die Geister
Und böse Träum' in Ruh'.«

Der diesen Traum hier träumte,
Justinus Kerner hieß,
Ob aber er ihn reimte –
Das bleibt noch ungewiß.

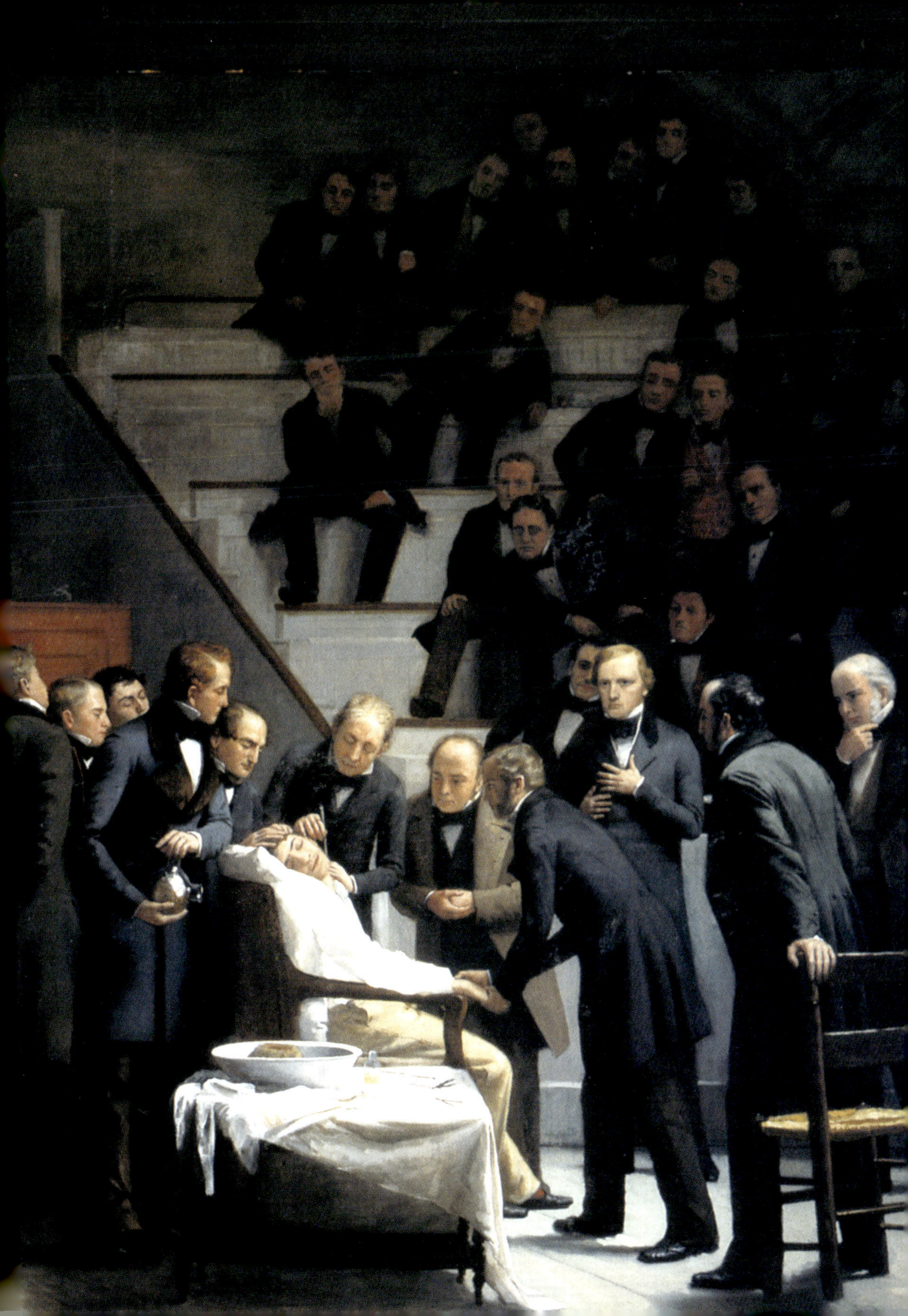

Justinus Kerner

Ärztliches

Weh! mein Freund liegt auf dem Lager
Abgezehret zum Skelett.
Spricht der Arzt: »Oh! daß er mager
Wird, ist besser als zu fett.
Warmer Regen statt des Schnees
Bringt das End' ihm seines Wehes,
Daß er froh springt aus dem Bett.«

Bald fällt warmer Regen immer
Und der Schnee, der kalte, flieht,
Doch es wird der Kranke schlimmer.
Spricht der Arzt: »Oh! das geschieht,
Weil die Luft wird immer nässer,
Heller Himmel wär' ihm besser,
Wolken machen immer müd.«

Endlich strahlt die Sonne helle,
Doch der Kranke hat vollbracht;
Spricht der Arzt: »Nur weil zu schnelle
Kam die Sonne so mit Macht,
Starb er, konnt' nach trüben Tagen
Nicht das grelle Licht ertragen:
Habe das voraus gedacht.«

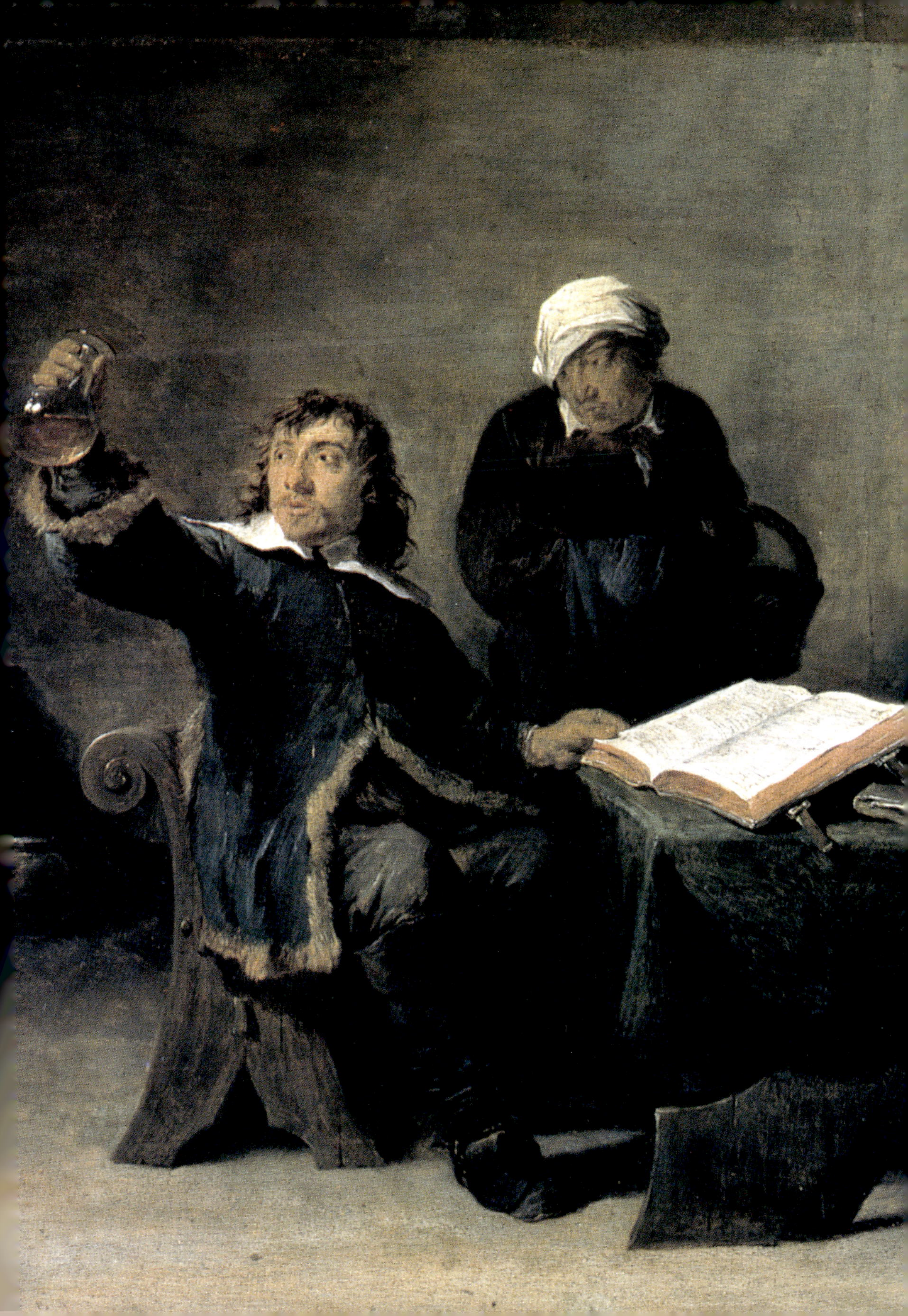

Justinus Kerner

Arzt und Pferd

O armer Arzt! o armes Pferd!
Ihr fühlet gleiche Wehen.
Bis an den Tod sollt ihr beschwert
Allzeit im Trabe gehen.

Doch Pferd! dich läßt man früher ruhn,
Dich sticht man gnädig nieder,
Der Arzt doch soll noch sterbend tun,
Als hab` er leichte Glieder.

Es klopfet noch an seiner Tür,
Liegt er im Todeskampfe,
Und ruft: »Herr Doktor! kommt mit mir,
Mein Weib fiel um im Krampfe.«

Ein banger Traum gellt ihm ins Ohr:
Ja! auf! Mach deine Runden!
Ein jüngerer kommt dir zuvor
Und raubt dir deine Kunden!

Er spricht: »Stellt mich ans Fenster hin,
Daß sie von unten sehen,
Daß ich noch nicht gestorben bin
Und kann noch etwas stehen!«

Sein Angesicht wird lang und bleich. –
Ans Fenster hingetragen,
Ruft er hinaus: »Geduldet euch!
Ich komm' in wenig Tagen!«

Tot sinkt er in des Weibes Arm;
Ein Herrlein sieht man kommen:
»Ich bin der neue Arzt, den warm
Die Bürger aufgenommen!«

O Arzt! noch ärmer als dein Pferd,
Kommst wieder du zur Erden,
Fleh, daß du möchtest umgekehrt,
Statt Arzt ein Pferd doch werden.

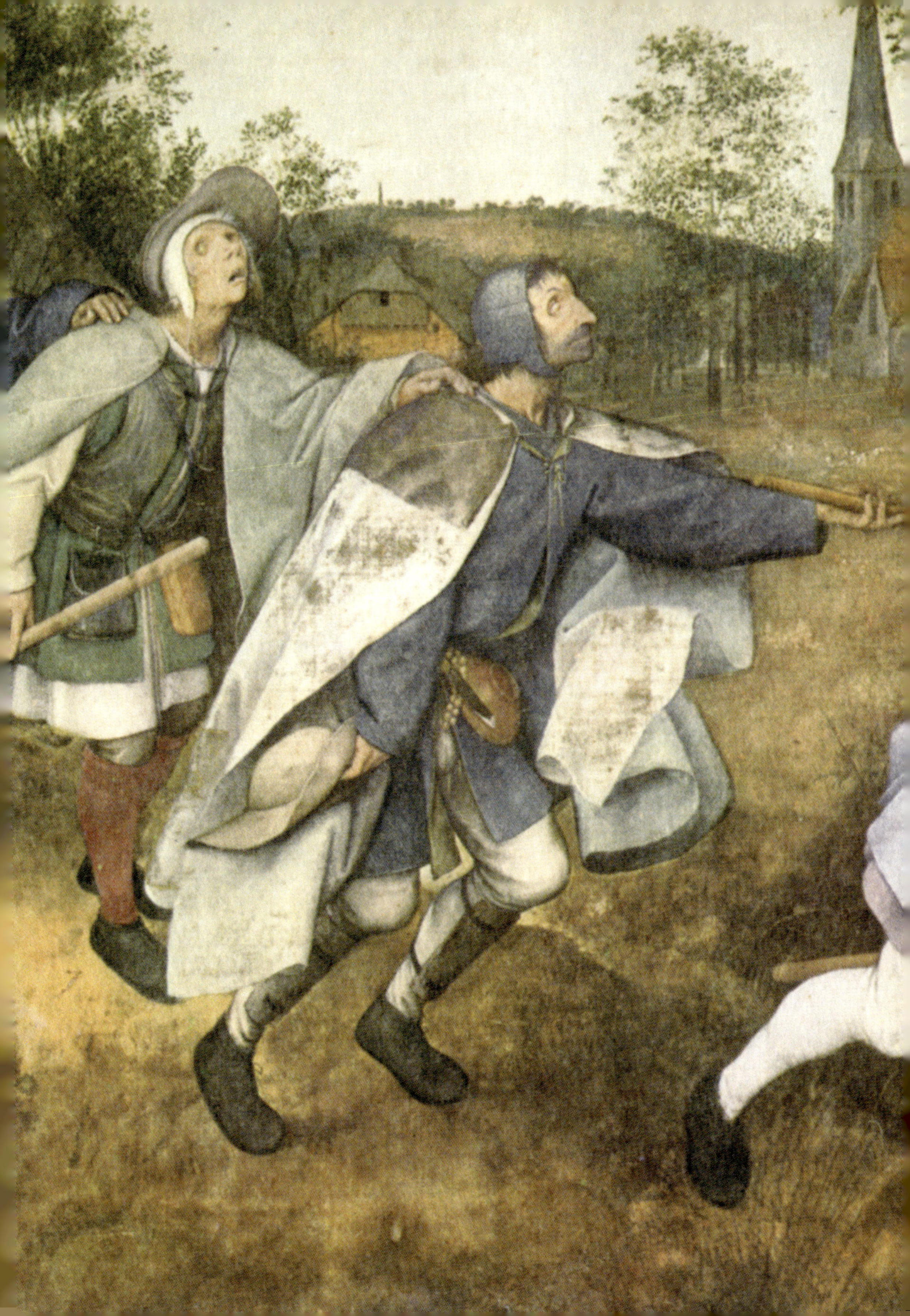

Arthur Schnitzler

Der Sohn

Aus den Papieren eines Arztes

Ich sitze noch um Mitternacht an meinem Schreibtisch. Der Gedanke an jene unglückliche Frau läßt mich nicht zur Ruhe kommen… Ich denke an das düstere Hofzimmer mit den altertümlichen Bildern; an das Bett mit dem blutgeröteten Polster, auf dem ihr blasser Kopf mit den halbgeschlossenen Augen ruhte. Ein so trüber Regenmorgen war es überdies. Und in der andern Zimmerecke, auf einem Stuhle, die Beine übereinander geschlagen, mit trotzigem Gesichte, saß er, der Unselige, der Sohn, der das Beil gegen das Haupt der Mutter erhoben… Ja, es gibt solche Menschen, und sie sind nicht immer wahnsinnig! Ich sah mir dieses trotzige Gesicht an, ich versuchte darin zu lesen. Ein böses, bleiches Antlitz, nicht häßlich, nicht dumm, mit blutleeren Lippen, die Augen verdüstert, das Kinn in dem zerknitterten Hemdkragen vergraben, um den Hals eine flatternde Binde, deren eines Ende er zwischen den schmalen Fingern hin und her drehte. – So wartete er auf die Polizei, die ihn wegführen sollte. Unterdessen stand einer, der Acht hatte, vor der Türe draußen. Ich hatte die Schläfe der unglücklichen Mutter verbunden; die Arme war bewußtlos. Ich verließ sie, nachdem eine Frau aus der Nachbarschaft sich erboten, bei ihr zu wachen. Auf der Stiege begegneten mir die Gendarmen, welche den Muttermörder abholen kamen. Die Bewohner des Vorstadthauses waren in heftiger Erregung; vor der Wohnungstüre standen sie in Gruppen und besprachen das traurige Ereignis. Einige fragten mich auch, wie es da oben stehe und ob

Hoffnung für das Leben der Verletzten vorhanden sei. Ich konnte keine bestimmte Antwort geben.

Eine mir bekannte, nicht mehr ganz junge Person, die Frau eines kleinen Beamten, zu dem ich früher als Arzt gekommen war, hielt mich etwas länger auf. Sie lehnte am Stiegengeländer und schien ganz vernichtet. »Das ist noch weit schrecklicher, als Sie denken, Herr Doktor!« sagte sie, den Kopf schüttelnd. – »Noch schrecklicher?« fragte ich. – »Ja, Herr Doktor! – Wenn Sie wüßten, wie sie ihn geliebt hat!« – »Sie hat ihn geliebt?« – »Ja, sie hat ihn verwöhnt, verzärtelt.« – »Diesen Burschen!? Und warum?« – »Ja, warum!... Sehen Sie, Herr Doktor, der Junge war ungeraten von Kindesbeinen auf. Aber alles ließ sie ihm hingehen... die schlimmsten Streiche verzieh sie ihm... Wir im Hause mußten sie oft warnen, der Tunichtgut betrank sich schon als Knabe, und erst als er älter wurde... diese Geschichten!« – »Was für Geschichten?« – »Für kurze Zeit war er in einem Geschäft, aber er mußte wieder weg!« – »Er mußte?« – »Ja, er stellte alles mögliche an; er bestahl sogar seinen Dienstherrn... Die Mutter ersetzte das Geld, die arme Frau, die kaum selbst zu leben hatte!« –

»Was ist sie denn eigentlich?«

»Sie nähte und stickte; es war ein recht karges Auskommen. Und der Junge, statt sie zu unterstützen, trug ihr das bißchen, was sie verdiente, ins Wirtshaus und weiß Gott wohin. Damit war's aber nicht genug. Das Eßzeug, zwei, drei Bilder, die Wanduhr, fast alles, was nicht angenagelt war, wanderte ins Leihhaus...!« –

»Und sie hat es geduldet?« –

»Geduldet?! – Sie liebte ihn immer mehr! Wir alle haben es nicht begriffen... Und nun wollte er Geld... Sie gab ihm, was sie hatte... Er drohte ihr, er mußte Geld haben!« –

»Woher wissen Sie das alles?«

»Man erfährt das so im Hause. Sein Schreien hörte man oft durchs Stiegenhaus, und wenn er in der Nacht oder auch bei Tag betrunken nach Hause kam, fing er schon bei der Türe an zu brummen und zu schelten.

Die arme Frau hatte Schulden überall: es gab manchmal kein Brot da oben... Wir im Hause halfen ihr manchmal aus, obwohl es unter uns keine Reichen gibt. Aber es wurde nur ärger. Sie schien ganz verblendet zu sein. Alles hielt sie für Jugendstreiche; sie bat uns manchmal um Entschuldigung, wenn der Bursch in der Nacht über die Stiege torkelte und Lärm machte. Ja, so ein Sohn war das, Herr Doktor. – Aber daß es so weit gekommen ist...« und nun erzählte sie mir die ganze Geschichte: »Er kam heute erst früh am Morgen heim; ich hörte ihn hier vor unserer Wohnung über die Stufen stolpern. Dabei sang er etwas mit seiner heiseren Stimme. Nun, und oben wird er wieder Geld verlangt haben. Die Türe hat er offen gelassen – bis zu uns herab... denken Sie, vom vierten bis in den zweiten Stock – hörte man sein Toben. Und dann plötzlich ein Schrei. Noch ein Schrei. Da stürzten die Leute hinauf, und da sah man's. Er aber soll ganz verstockt dagestanden sein und die Achseln gezuckt haben...!« –

Ich ging. Hinter mir hörte ich schwere Schritte. Man führte den Muttermörder davon. In den Gängen standen Männer, Weiber und Kinder, sie starrten nach; keiner sprach ein Wort. Ich hatte mich im Flur umgewandt, stieg die Treppe hinab, schritt aus dem Hause und ging in einer sehr trüben Stimmung daran, mein übriges Tagewerk zu vollbringen. Kurz nach Mittag kehrte ich in das Unglückshaus zurück; ich fand die Verletzte, wie ich sie verlassen, bewußtlos, ziemlich schwer atmend. Die Wartefrau erzählte mir, daß unterdessen die Gerichtskommission dagewesen und den Tatbestand aufgenommen habe. Es war so dunkel in dem Zimmer, daß ich eine Kerze anzünden und auf das Nachttischchen am Kopfende des Bettes stellen ließ... Welch ein unendliches Leiden lag auf diesem sterbenden Antlitz... Ich richtete eine Frage an die Kranke. Sie wurde unruhig, stöhnte und öffnete die Augen ein wenig. Zu sprechen vermochte sie nicht. Nachdem ich das Nötige verordnet, entfernte ich mich... Abends, als ich hinaufkam, schien sich die arme Frau etwas wohler zu befinden. Sie antwortete auf meine Frage, wie es ihr gehe: »Besser...« und versuchte zu lächeln. Gleich aber versank sie wieder in die frühere Bewußtlosigkeit.

Sechs Uhr morgens! –

Nach Mitternacht – eben als ich die letzte Zeile in mein Tagebuch eingetragen – wurde heftig geklingelt… Frau Martha Eberlein – dies war der Name der Schwerverletzten – verlangte nach mir. Irgendein Junge aus dem Hause war hergeschickt worden; ich sollte gleich zu ihr, gleich, gleich… Ob sie im Fieber liege, ob es zu Ende gehe…? Er wußte nichts; jedenfalls sei es höchst dringend.

Ich folgte dem Jungen auf dem Fuße, und mit meiner chirurgischen Handtasche versehen, eilte ich die Treppe des Hauses hinauf, während der Junge unten stehenblieb, ein Wachsstöckchen in der Hand haltend, um mir zu leuchten. Die letzten Stufen lagen schon tief im Dunkel, nur am Anfang des Weges geleitete mich ein matter, flackernder Schein. Doch aus der halboffenen Wohnungstür der Kranken fiel mir ein Lichtstreif entgegen. Ich trat ein und durch den Vorraum, der auch die Küche vorstellte, in das Hofzimmer. Die Wartefrau war aufgestanden, als sie meine Schritte hörte, und kam mir entgegen. »Was gibt's?« flüsterte ich… »Sie will Sie durchaus sprechen, Herr Doktor!« sagte das Weib.

Ich stand schon beim Bette; die Kranke lag regungslos da; ihre Augen waren weit geöffnet; sie sah mich an. Leise sagte sie: »Danke, Herr Doktor – danke!« – Ich ergriff ihre Hand; der Puls war nicht gerade schlecht. Ich schlug den fröhlichen Ton an, den wir ja immer in der Kehle haben müssen, auch wenn es uns nicht danach zumute ist. »Also, besser geht es, wie ich sehe, Frau Eberlein, das ist sehr erfreulich!«

Sie lächelte. »Ja, besser – und ich habe mit Ihnen zu sprechen…«

»So?« fragte ich – »lassen Sie hören!«

»Mit Ihnen allein!« –

»Ruhen Sie eine Weile aus!« wandte ich mich an die Wartefrau.

»Draußen!« sagte die Kranke.

Die Wartefrau sah mich noch einmal fragend an, worauf sie ging, die Türe leise hinter sich schließend. Ich war allein mit der Kranken.

»Bitte!« sagte diese, mit den Augen auf einen Stuhl weisend, der am Fußende des Bettes stand. Ich ließ mich nieder, ihre Hand in der meinen behaltend, und rückte näher, um sie besser verstehen zu können.

Sie sprach ziemlich leise. »Ich war so frei, Herr Doktor«, begann sie – »denn es ist sehr notwendig, daß ich Sie spreche!«

»Was wünschen Sie, meine Liebe?« frug ich… »Strengen Sie sich nur nicht allzusehr an!«

»O nein… es sind nur ein paar Worte… Sie müssen ihn befreien, Herr Doktor!«

»Wen?«

»Meinen Sohn – ihn!«

»Meine liebe Frau Eberlein«, erwiderte ich bewegt… »Sie wissen wohl, das steht nicht in meiner Macht!«

»Oh, es steht in Ihrer Macht, wenn es eine Gerechtigkeit gibt…«

»Ich bitte Sie recht sehr… versuchen Sie sich nicht aufzuregen… Ich fühle wohl, daß Sie mich für Ihren Freund halten, und ich danke Ihnen dafür; ich bin aber auch Ihr Arzt und darf Ihnen ein bißchen befehlen. Nicht? – Also Ruhe! Vor allem Ruhe!«

»Ruhe…«, wiederholte sie, und schmerzlich zuckte es ihr um Augen und Mund… »Herr Doktor – Sie müssen mich anhören… es lastet so schwer auf mir!«

Auf meinem schweigenden Antlitz glaubte sie eine Aufforderung zum Sprechen zu lesen, und meine Hand fest drückend, begann sie:

»Er ist unschuldig – oder doch weniger schuldig, als es die Leute ahnen können. Ich bin eine schlechte, eine elende Mutter gewesen…«

»Sie?«

»Ja, ich… eine Verbrecherin war ich!«

»Frau Eberlein!«

»Gleich werden Sie mich verstehen… Ich bin nicht Frau Eberlein… ich bin Fräulein Martha Eberlein… Man hält mich nur für eine Witwe… Ich habe nichts dazu getan, um die Leute zu täuschen, aber ich konnte diese alten Geschichten doch nicht jedermann erzählen…«

»Nun ja,... das darf Sie doch heute nicht mehr so entsetzlich quälen!«

»Oh, nicht das! Es sind zwanzig Jahre, daß ich verlassen wurde... verlassen, noch bevor er zur Welt kam, er, mein und sein Sohn. Und da... es ist nur der reine Zufall, daß er lebt, denn, Herr Doktor... ich hab' ihn umbringen wollen in der ersten Nacht!... Ja, schaun Sie mich nur so an!... Allein und verzweifelt stand ich da... Aber ich will mich nicht reinwaschen... Ich nahm Decken und Linnenzeug und legte es über ihn und dachte, er werde ersticken... Dann in der Früh' nahm ich furchtsam die Decken wieder weg... und er wimmerte! Ja, er wimmerte – und atmete – und lebte!« Sie weinte, die arme Frau. Mir selber versagten die Worte. Sie aber fuhr nach einem kurzen Schweigen fort:

»... Und er sah mich an mit großen Augen und wimmerte in einem fort! Und ich, vor diesem kleinen Ding, das noch keinen Tag alt war, mußte ich erbeben... Ich weiß noch genau, daß ich es vielleicht eine Stunde lang anstarrte und dachte: Welch ein Vorwurf liegt in diesen Augen! Und vielleicht hat es dich verstanden und klagt dich an! Und vielleicht hat es ein Gedächtnis und wird dich immer, immer anklagen... Und es wurde größer, das kleine Ding – und in den großen Kinderaugen immer derselbe Vorwurf. Wenn es mir mit den Händchen ins Gesicht fuhr, dachte ich: Ja,... es will dich kratzen, es will sich rächen, denn es erinnert sich an jene erste Nacht seines Lebens, wo du es unter Decken vergrubst...! – Und er begann zu lallen, zu sprechen. Ich hatte Angst vor dem Tage, wo er wirklich würde sprechen können. Aber das kam so allmählich – so allmählich. – Und immer wartete ich – immer, wenn er den Mund aufmachte, wartete ich: jetzt wird er es dir sagen. Ja, ja, er wird es dir sagen, daß er sich nicht täuschen läßt, daß all die Küsse, all die Liebkosungen, all die Liebe dich nicht zur wahren Mutter machen können. Er wehrte sich, er ließ sich nicht küssen, er war ungebärdig, er liebte mich nicht... Ich ließ mich schlagen von dem fünfjährigen Buben, und auch später noch ließ ich mich schlagen und lächelte... Ich hatte eine wahnsinnige Sehnsucht, meine Schuld loszuwerden, und wußte doch, daß es nimmer ginge! Konnt' ich's denn jemals sühnen?... Und, wenn er mich ansah, immer mit denselben fürchterlichen Augen…! Als er älter wurde, in die Schule ging, da wurde es mir vollends klar, daß er mich durchschaute… Und alles nahm ich reuig hin… Ach, er war kein gutes Kind… aber… ich konnte ihm nicht böse sein! Böse! Oh, ich liebte ihn, liebte ihn bis zum Wahnsinn… Und mehr als einmal sank ich hin vor ihn, küßte seine Hände – seine Knie – seine Füße! – Oh, er verzieh mir nicht. – Kein Blick der Liebe, kein freundliches Lächeln…! Er wurde zehn, zwölf Jahre alt; er haßte mich! – In der Schule tat er kein gut… Eines Tages kam er nach Hause mit trotzigen Worten: ›Es ist aus mit der Schule, sie wollen mich dort nicht mehr haben…‹ Oh, wie ich damals erbebte. Ich wollte ihn ein Handwerk lernen lassen – ich bat, ich flehte – er blieb starr – er wollte nichts von der Arbeit wissen. Er trieb sich herum… Was konnte ich ihm sagen – was ihm vorwerfen?… Ein Blick von ihm machte all meinen Mut zunichte… Wie zitterte ich vor dem Tage, wo er mir's ins Gesicht sagen würde: ›Mutter, Mutter! Du hast das Recht auf mich verwirkt!‹ – Aber er sprach es nicht aus… Manchmal, wenn er trunken nach Hause kam, dachte ich: Nun wird ihm der Rausch die Zunge lösen… Aber nein… Da fiel er auch zuweilen hin und lag auf dem Boden bis in den hellen Mittag. Und wenn er dann erwachte und ich neben ihm saß, blickte er mich an mit Hohn… mit einem verständnisvollen Lächeln um die Lippen, ungefähr, als wollte er sagen: Wir wissen ja, woran wir sind…! Und Geld brauchte er, viel Geld, ich mußte es schaffen… Aber es ging doch nicht immer so, wie er wollte, und dann wurde er böse, bitterböse – oft hob er die Hand auf gegen mich… Und wenn ich müd aufs Bett gesunken war, stand er vor mir, wieder mit dem höhnischen Lachen, das bedeutete: Nein, den Gnadenstoß geb' ich dir nicht!… Heute morgen endlich – polternd kam er herauf – ›Geld! Geld!‹ – Ja, um Gottes willen, ich hatte keines! – ›Wie? keines?‹ – Und ich beschwor ihn, er solle warten bis zur nächsten Woche, bis morgen, bis heut abend! Nein! Ich mußte ihm Geld geben – ich hatte es versteckt –, er schrie und suchte und riß die Kasten auf und das Bett… und fluchte… Und dann… und dann…«

Nun hielt sie inne… Nach einer Sekunde sagte sie: »Und war es nicht sein Recht?«

»Nein!« sagte ich… »Nein, Frau Eberlein!… Sie waren längst Ihrer Schuld ledig. Ihre tausendfältige Güte hat die Verwirrung eines Momentes, in dem ein Wahn Sie gefangen hielt, längst gesühnt!…«

»Nein, Herr Doktor!« erwiderte sie – »kein Wahn! Denn ich erinnere mich allzu deutlich jener Nacht… ich war nicht wahnsinnig, ich wußte, was ich wollte!… Und darum, Herr Doktor, gehen Sie vors Gericht, und erzählen Sie, was Sie hier von mir gehört; man wird ihn freilassen, man muß es tun…!«

Ich sah, daß ich hier schwer ankämpfen konnte. »Nun« – meinte ich – »wir sprechen morgen noch davon, Frau Eberlein – für heute tut Ihnen Ruhe not… Sie haben sich allzusehr angestrengt…!«

Sie schüttelte den Kopf.

»Herr Doktor! – Der Wunsch einer Sterbenden ist heilig… Sie müssen es mir versprechen!«

»Sie werden nicht sterben – Sie werden sich erholen.« –

»Ich werde sterben – denn ich will es… Werden Sie zu Gericht gehen…?«

»Vor allem fügen Sie sich mir, und denken Sie, daß ich Ihr Arzt bin! Ich befehle Ihnen jetzt, zu schweigen und zu ruhen.« –

Damit war ich aufgestanden und rief die Wartefrau herein. Aber Frau Eberlein ließ meine Hand nicht los, die ich ihr zum Abschied reichte – eine Frage glühte in ihren Augen.

»Ja!« sagte ich.

»Ich danke Ihnen!« erwiderte sie. Dann gab ich der Wärterin die nötigen Anordnungen und entfernte mich mit dem Vorsatze, morgen mit dem frühesten wiederzukommen…

Am Morgen fand ich die Kranke bewußtlos; zu Mittag war sie tot… Noch liegt ihr Geheimnis in mir, in diesen Blättern verborgen, und es steht mir frei, ihren letzten Wunsch zu erfüllen oder nicht. Ob ich zu Gericht gehe oder nicht – für den elenden Sohn dieser unseligen Mutter ist es dasselbe! Kein Richter der Welt wird die Verirrung der Mutter als mildernden Umstand für das todeswürdige Verbrechen des Sohnes gelten lassen. Der Sühne mehr als genug für diese unglückliche Mutter war der Wahn, in den Augen ihres Sohnes einen ewigen Vorwurf, eine stete Erinnerung an jene entsetzliche Nacht sehen zu müssen. –

Oder sollte es möglich sein? Bleiben uns selbst von den ersten Stunden unseres Daseins verwischte Erinnerungen zurück, die wir nicht mehr deuten können und die doch nicht spurlos verschwinden? – Ist vielleicht ein Sonnenstrahl, der durchs Fenster fällt, die allererste Ursache eines friedlichen Gemütes? – Und wenn der erste Blick der Mutter uns mit unendlicher Liebe umfängt, schimmert er nicht in den blauen Kinderaugen süß und unvergeßlich wider? – Wenn aber dieser erste Blick ein Blick der Verzweiflung und des Hasses ist, glüht er nicht mit zerstörender Macht in jene Kindesseele hinein, die ja tausenderlei Eindrücke aufnimmt, lange bevor sie dieselben zu enträtseln vermag? Und was mag sich in dem Empfindungskreise eines Kindes abspielen, dessen erste Lebensnacht in schauerlicher unbewußter Todesangst dahingegangen? Niemals noch hat ein Mensch von seiner ersten Lebensstunde zu berichten gewußt, – und keiner von euch – so könnte ich ja den Richtern sagen – kann wissen, was er von dem Guten und Schlechten, das er in sich trägt, dem ersten Lufthauche, dem ersten Sonnenstrahl, dem ersten Blick der Mutter zu danken hat! – Ich werde zu Gericht gehen; nun habe ich mich dazu entschlossen, denn mich dünkt, es ist noch lange nicht klar genug, wie wenig wir wollen dürfen und wieviel wir müssen.

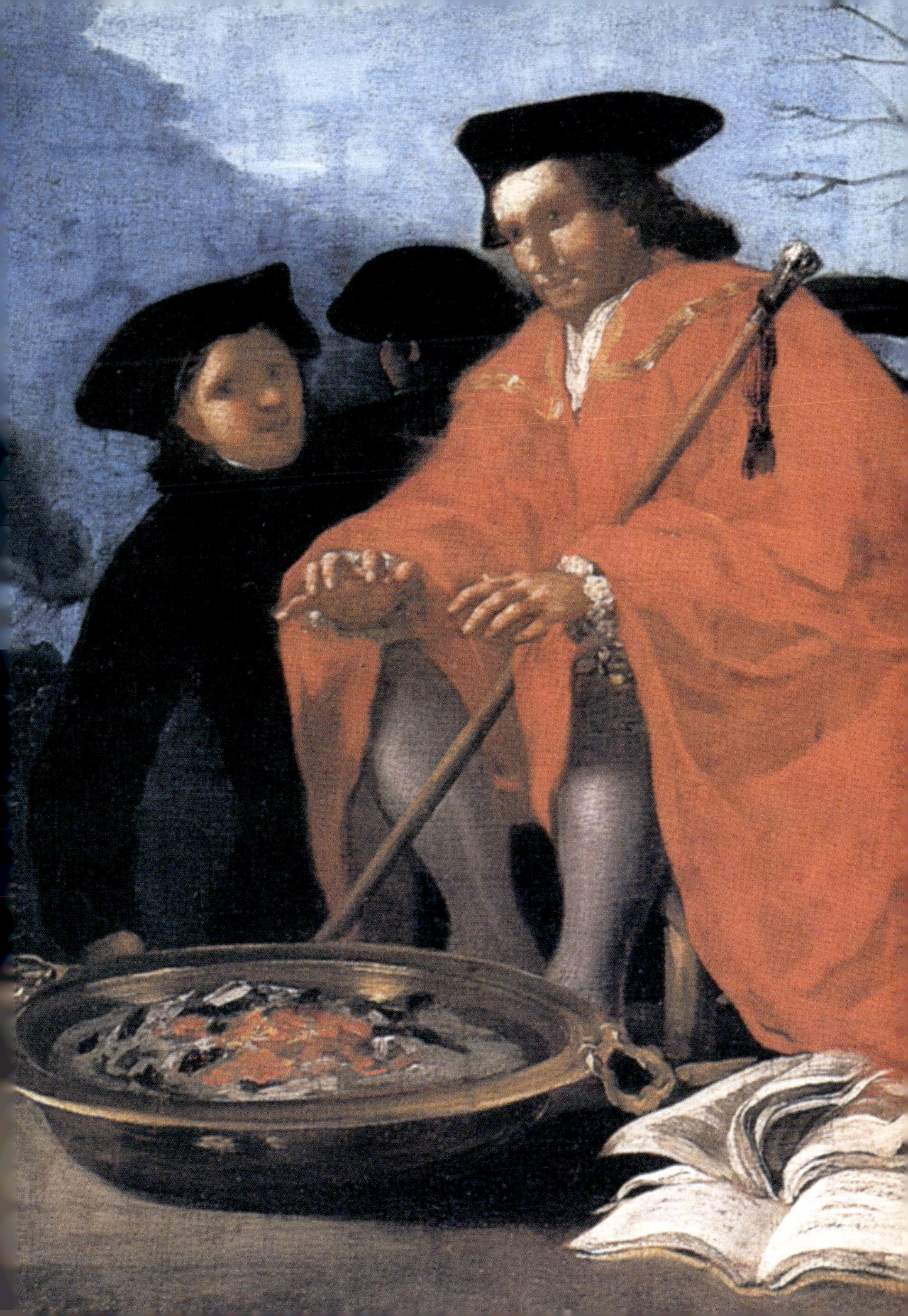

Ernst Weiss

Der Arzt

Das menschliche Ungeziefer, das menschliche Gezücht zu lieben, hatte der Student erst begonnen: Noch erschreckten ihn die bekannten Menschen, unmenschlich fühlte er ihre Liebe, Fabrikarbeit, für Lohn und Brot geleistet. Aber zu namenlosen Patienten, die vorzimmerfüllend in der Nähe des Operationssaales warteten, wurde er hingezogen. Noch war Freude in ihm. Mit Freude tastete er sich an den Messingknöpfen des Treppengeländers herab, mit Freude ging er über die Asphaltstraßen, einatmend den Geruch des vom Sprengwagen versprengten Wassers, das klar niederrieselte in den glimmernden Morgenstaub.

Die lange Liste derer, die zu operieren waren, mit Kreide auf eine Tafel geschrieben, »Speisekarte«, auch »Fahrplan« von den Studenten genannt, stand im Vorraum. Der Professor war telegraphisch berufen, ein großes Kriegslazarett mit dreitausend Betten im Süden zu organisieren. Morgen wollte er fort, heute mußte alles »aufoperiert« werden, in einer Serie das ganze operative Material erledigt werden.

Auch zwei Assistenten waren einberufen worden, sie verließen sofort die Klinik, begeistert, gerührt, einzig darauf bedacht, zurechtzukommen: denn jeder rechnete mit einem vierzehntägigen Krieg, »dem rächenden Blitz einer Strafexpedition«.

Glänzend begann die Serie. Militärmusik hörte man schmissig hereinschmettern, straßenher in die Stille des Operationssaales.

Unter den Händen des Studenten wanderte Gesicht um Gesicht, unter seinen Fingern fühlte er süß hinrollen beruhigt wellenschlagendes Leben, entgegenhauchte ihm aus gestilltem Mund Schlaf um Schlaf.

Hier war menschliche Gegenwelt: infernalisches Dasein war gelindert durch Schmerzverminderung und ruhiges Atmen. Es stieg der Tag, Hitze schwelte aus, Wasserdunst, Waschküchenatmosphäre schmierte sich schwer durch die Räume, zischend brannte das Zeisslicht, warf brennende Blendung in blutig geöffneten Mensch.

Müdigkeit riß an den Knien des Studenten. Teilnahmslos stand er da, wie in Schlamm eingebettet in die feuchte Glut des Vormittags. Erlösung: »Narkose, Schluß«, kommandierte der Professor, – der General. In Phantasien schwankte der Student, gewaltsam hieb er nieder entfesselte Phantasie, durch Müdigkeit entkettet, weiß strahlende Körper, Wunden, blutigrot, wie geheimer Schoß.

Schon wurde ein anderes Gesicht ihm unter die Hände geschoben, ein blaurotes Säufergesicht, weiß gewimpert, häßlich anzufassen, schweißüberströmt, Alkoholdunst ausatmend, schwarzen Kaffee mit Rum gemischt, Vorbereitung zur Narkose, heimlich im Branntweinladen zur Ermutigung geschluckt.

Alle waren müde, der General nervös. Der Student begann die Narkose, riß sich zusammen, kühl funkte nieder Äther in weißen Tropfen, vereisend zu flaumigem Schnee die Maske. Der General wartete nicht, mit der stumpfen Seite des Messers zeichnete er den Hautschnitt vor. Gewaltig brüllte der Kranke, aufrüttelnd den Tisch, aufhämmernd mit dem schweren Schädel das harte Kopfgestell.

»Er schläft noch nicht«, sagte der Student.

»Man merkt es«, sagte höhnisch der Oberarzt.

»Vorwärts, vorwärts, wir haben Eile«, der General.

Der Student tropfte Äther. Der Kranke schlief nicht, tobte, hieb ihm mit dem Kopf in das gebeugte Gesicht, daß er Blut aus der Nase vergoß. Alle lachten. »Nehmen Sie Chloroform«, sagte der Oberarzt.

Der Kranke schlief nicht.

»Weiter, weiter, weiter! Schütten, schütten!« der General.

Der Student gab nach, zu öligem Strahl rann das schwere Gift.

Der Kranke schlief endlich.

»Weiter, weiter, der Patient preßt«, hetzte der Oberarzt.

Der Student goß Gift. Er blickte den Kranken nicht an, fühlte nicht nach den tödlich erschlafften Muskeln hin, blickte fort vom lividen, veilchenblauen Gesicht, absichtlich blind, ausweichend der Wirklichkeit.

»Nur mehr, mehr Courage, endlich gibt das alte… Ruhe!«

»Das Blut ist dunkel«, sagte der Professor, der beinahe fertig war, »zählen Sie einmal den Puls.«

»Aber dem Patienten geht es ansonsten tadellos«, sagte der Oberarzt, »der reißt uns ja den Operationstisch um, der Mordskerl, wenn man ihn aus der Narkose herausläßt.«

»Nun, der Puls?« fragte der General.

Keinen Puls fühlte der Student. Aber erbleichend, ganz Lehm, aufsteigende Verzweiflung, aufsteigende, schwere Sumpferde… *wollte* er den Puls fühlen, das Zittern der eigenen Adern zählte er, rechnete falsch vor: »Eins… eins… eins…«

»So, dann habe ich mich geirrt«, sagte der General.

Als der Professor mit der Hautnaht fertig war, setzte die Atmung aus. Die Maske, noch schwer von Chloroform triefend, lag weiß neben dem blau gedunkelten Kopf.

Eine Sekunde Schweigen. Fall von Tropfen, Rascheln von Kleidern, lichtzischende Bogenlampen, alles durchgrellend.

»Den Kiefer aufsperren! Zunge heraus!« sagte der General.

Mit zweiblättriger Zange wurden die Zähne auseinandergezwängt, die dicke Säuferzunge wurde eingeklemmt, in stramme Klemme. Man zog im Rhythmus an der Zunge, leises Röcheln raschelte,… dann wieder nichts. Leere, tödliches Schweigen…

»Künstliche Atmung!« Der Student und der Oberarzt schnallten den Patienten eilig los, schlaff fielen die Glieder und der Kopf, nun schon weiß wie Teig, herab, schlenkerten, wie bei dem gelähmten Hund, befreit aus dem Gestell der Vivisektoren.

An den Armen hob man ihn auf, weitete die Brust, schlug die Arme wieder an die Rippen, um künstlichen Atem zu erzeugen. Nichts rührte sich.

»Schade! Schluß!« sagte der General.

»Wahrscheinlich Herzverfettung, Herzlähmung, na, du mein lieber Gott, ein alter Potator«, sagte der Oberarzt.

»Ich will noch eine Stunde künstliche Atmung versuchen«, sagte der Student, »ich will…«

»Hätten Sie lieber nicht so viel Chloroform hingegossen!«

»Herr Professor!«

»Ja, selbstverständlich, jetzt aber weiter, die Patienten warten, noch sechs Fälle sind für heute bestimmt! Schillerling, übernehmen Sie die Narkose, weg mit dem Chloroform, wir haben genug an dem einen Accident.«

In eine dumpfe Kammer rollte man den Patienten. Der Student blieb allein mit dem Betäubten. Lange arbeitete er dumpf, ohne Gedanken, geblendet von dem Schlag der Wirklichkeit. Dann begann er tiefsten Kummer zu fühlen; vergebens schützte er sich selbst, sagte, es wäre ein Geschick, ein Zufall, ein drittel Prozent der Statistik, ein schöner Tod… Aber alles rann ab von ihm, nichts schützte ihn vor sich selbst, nichts deckte ihn vor tiefster Verzweiflung. Tausende würden sterben, im Schlachtfeld unrettbar verwundet liegen, was bedeutete ein einzelner, ein fetter Philister, eine alkoholvergiftete, alkoholverfettete Seele, potator strenuus? Aber er fühlte nur den blassen, leblosen Körper vor sich, die weißen Wimpern, Feuchtigkeit austriefend über den gewaltig großen, gewaltig schwarzen Pupillen, die harte Stricknadelader des Kiefers, nicht mehr rollend in Pulsschlägen, die arme Zunge, sprachlos längst, schlaff hängend an unbewegtem, starr blinkendem Haken. Müde war er zum Erbrechen. Verwirrt hinkte der eigene Herzschlag, Überanstrengung war das ewige Stehen in dumpfdunklem Raum, Verbrechen an sich selbst war die überlange künstliche Atmung des Betäubten. Kampfer stand da, gelbölig in breiter Flasche, eine Spritze stach er sich selbst in den Arm, wilde Ströme brannten hervor, eine wilde Energie riß die Hände des Betäubten nach hinten, oben, preßte die Ellenbogen in die Brust. Er keuchte heiß. Müdigkeit kam, die zweite Spritze schlug sie nieder. Überarbeit wirkte herrliche Stärke! Flimmernd zuckten Sekunden! Das Instrument, an dem die Zunge hing, züngelte Licht, wandte sich in weicher Drehung nach oben: Er schrie, zitterte vor Glück, er schrie dem Kranken ins Ohr, rief ihn an mit »Herr... Sie... Sie... potator!«, da er den eigentlichen Namen nicht kannte, wollte ihn ganz erwachen sehen, ganz umgewandelt in Leben, herrlichstes, wundervollstes! Er hielt sich zitternd fest am Rand des Operationstisches, der noch schlüpfrig von frischem Blut war: der Kranke atmete weiter... lebte!

Der Oberarzt staunte, der Professor wurde jetzt erst ernst: »Sie sind gewarnt«, sagte er, »aber wir anderen auch. Übernehmen Sie die nächste Narkose, nur Äther. Und dann müssen wir ins Sanatorium. Der Sänger wartet.«

Der Chirurg spät abends im Auto zu dem Studenten: »Eine scheußliche Sache haben wir noch vor uns. Schon die erste Operation war kein Vergnügen... aber jetzt... es bleibt nur eine hohe Darmfistel übrig und für die nächste Zeit das Wasserbett. Der große Sänger im Wasserbett... sonderbare Einfälle hat der liebe Gott. Aber Sie werden sehen, wie leicht er das alles nimmt. Ich habe ihm eingeredet, es käme jetzt die Krisis, die Heilung mit vermehrten Schmerzen. Der Mensch ist zum Idioten geworden und freut sich über seine Krämpfe.«

»Und wie lange kann der Zustand noch dauern?«

»Jahre. Er hat eine eiserne Natur. Sie werden staunen.«

Der Student staunte: Der Sänger ging im Steirerkostüm im Garten des Sanatoriums umher, hatte grüne Schatten unter dem grünen Hut, aber auch ohne Hut, im weißen Zimmer! Wie war er klein geworden, geschrumpft sein Gesicht! Einen fünfzigjährigen Mann hatte das Leiden verjüngt zu blasser, hautgespannter Larve eines zwanzigjährigen Grüngesichts.

Der Professor: »Geben Sie dem Herrn die übliche Injektion, dann können wir die Operation angehen. Vorher natürlich die erste Desinfektion.«

»Nicht zu viel«, sagte der Sänger. »Sie wissen, ich schlafe leicht. Und dann: Ihre Narkose! Ich habe oft daran gedacht. Vor drei Monaten, erinnern Sie sich? konnte ich nicht genug davon bekommen. Nachts, um zwei Uhr morgens, habe ich Sie aus dem Schlaf geklingelt, direkt den

Revolver auf die Brust: Geben Sie mir den Tod, oder... Natürlich, das Theater verleugnet sich nicht.«

Der Student öffnete den Verband. Rein von Kot war die Haut, aber breit klaffte die Wunde auf dem edlen Leib.

»Sie sehen, ich bin zimmerrein. Mit einer gewissen Selbstzucht und Charakterstärke gewöhnt man sich selbst das an. Alles wird erträglich. Sie haben mir das Leben gerettet. Wo wäre ich, wenn Sie mir damals auf meinen Wunsch die lebenslängliche Narkose verabreicht hätten? Bei den Würmern.«

Seltsam... welch *anderen* Klang hinter diesen Worten hörte der Student?

»So aber habe ich drei schöne Monate hinter mir, habe mit Freuden gearbeitet, gesungen, nicht auf der Bühne natürlich, sondern fürs Grammophon. Zahlen übrigens wahrhaft fürstlich, diese Leute, abgesehen von der Reklame für mich.«

Der Student sah ihn an... und sah hinter diesen leeren Worten ein Gesicht... und schweigende Augen baten... Todesbitte...

Er benetzte die Umgebung der Wunde behutsam mit weicher Watte, mit lauem Wasser, rosarotem Sublimat. Schmerzhaftes, zerrissenes, von Furchen durchschnittenes Stück Mensch, in Sehweite ausgebreitet vor ihm, dem gesunden Mediziner, dem blühenden Menschen von 23 Jahren. Jahrelang hatte dieser Mensch nun leben sollen, wechselnd zwischen Dauerwanne, Wasserbett, feuchtem grauem Dasein und kotgefüllten Verbänden. Tag und Nacht, Essen, Schlafen, Atmen, Warten, sich freuen, alles in dem Sarg aus Wasser, in der Zelle der Klinik. Hilflos hatte er bleiben sollen, verpestend die Welt und sich mit dem grauenhaftesten Jammer, nackt vor Hoffnungslosigkeit.

Nun aber wußte der Student: dieser Mensch wartete auf ihn,... auf die *andere* Seite seines Könnens...

»In den letzten Tagen war ich etwas unruhig. Bei Ihnen fühle ich mich daheim. Ich habe in den Hotels nicht geschlafen. Hier werde ich schlafen. Wo wollen Sie die Injektion machen, am Arm? Am...«

Schauerlich war alles Mensch.

Erwirklicht wurde der Sänger in dem Studenten, wurde Mensch von seinem Menschen.

Mit konzentrierter Güte schüttete er Schmerzvernichtung in seinen Bruder.

Er hatte die Injektionsspritze mit Sublimat gefüllt, stach sie schmerzlos schnell zwischen die sparren Rippen durch, entgegen dem hochzuckenden Herz.

»Hier…« sagte der Sänger,… »o Gott…«

In einem Zuckkrampf endete sekundenschnell ein Mensch.

Erlösend erlöst stand der Mensch Arzt.

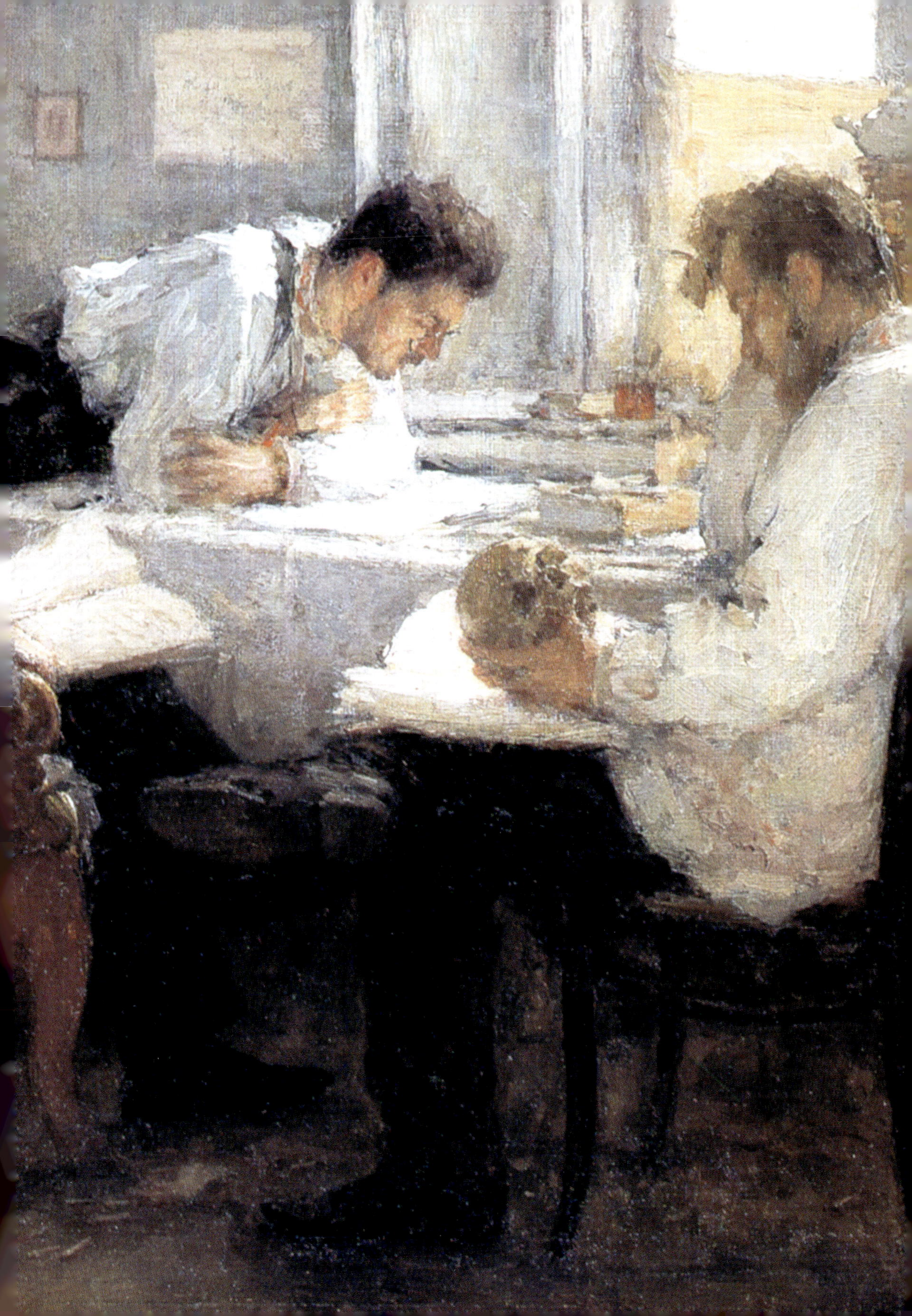

Ernst Weiss

Die Herznaht

Der Student der Medizin, Friedrich von B., ein hochgewachsener, hellblonder Mensch, leidenschaftlich in die »große Chirurgie« verliebt, aber auch anderen Liebschaften keineswegs abgeneigt, unter denen eine gewisse Hildegard Anneliese eine große, wenn auch in letzter Zeit nicht immer erfreuliche Rolle gespielt hatte, wurde Anfang Dezember als unbezahlte Hilfskraft in die chirurgische Klinik des Geheimrats O., den seine Schüler wegen seines militärischen Auftretens und wegen seiner imponierenden Haltung den »General« nannten, aufgenommen, wobei eine alte Korpsbrüderschaft zwischen dem Universitätsprofessor und dem Vater des Studenten mitgeholfen hatte.

Friedrich von B. leistete, ohne vom Freunde seines Vaters anfangs einer besonderen Aufmerksamkeit gewürdigt zu werden, in der Hochschulklinik allerlei kleine, aber doch unentbehrliche und verantwortungsvolle Dienste: Narkosen, Verbände, kleine Eingriffe. Oft freilich stand er bloß müßig umher, eines Auftrags gewärtig, oder er führte Patienten im Kolleg vor, das wochentäglich zwischen einviertel zehn und elf Uhr stattfand.

In einer dieser Vorlesungen, am siebzehnten Januar, hielt der Professor ein Kolleg über bösartige Geschwülste. Mit Stolz wies er seine Dauererfolge vor, Kranke, die er vor drei, vor fünf, ja sogar einen Kranken, den er zu Beginn seiner Lehr- und Operationszeit in der Stadt vor nicht weniger als siebeneinhalb Jahren operiert hatte und der, wie die übrigen, gesund und rückfallsfrei geblieben war. Die Operationen waren schwer gewesen, und daß die Heilung so lange angehalten hatte, war ein Triumph der Chirurgie, der Segen des frühzeitigen und radikalen Eingriffs.

Man hatte die alten Patienten von seiten der Universitätsklinik brieflich, unter Zusicherung eines Zuschusses zum Reisegeld, soweit sie aus der Provinz stammten, in die Klinik beordert. Nun hockten sie auf einer Bank in dem breiten Korridor, der aus den Krankenräumen in den Hörsaal führte. Fünf Männer, drei Frauen, vier aus der Stadt, ebenso viele vom flachen Land. Obwohl der Oberarzt es ihnen untersagt hatte, von ihrer Krankheit zu sprechen, (ein allgemeines Verbot für alle Kranken der Klinik) unterhielten sie sich nun schon eine Stunde ausschließlich darüber; einige von ihnen lüfteten die Hemden, um die Operationsnarben zu zeigen, andere zeigten bloß von außen die Lage und Länge der Hautschnitte an, wobei sie die Länge übertrieben. Stolz folgten sie dann dem Studenten in den Hörsaal, ihre Kleider glattstreichend, und eine der Frauen geriet in Schweiß, weil sie ihre Handschuhe in der Eile nicht schnell genug anzuziehen vermochte.

Der General schwelgte in chirurgischem Optimismus. Er verglich das Schicksal der Gesundgewordenen mit dem der anderen, an dem gleichen Leiden erkrankten Patienten, die längst in kühler Erde ruhten; währenddessen faßte er die Schultern der zarten, ältlichen Patientin zwischen seine riesigen Arme und drehte die Frau wie ein Püppchen nach rechts und nach links, wandte sich aber sofort von der Frau ab, um den Studenten das Schema der Operation in einfachen Linien auf eine Tafel zu zeichnen, wobei er mit der Rechten die Kreide hielt, mit der Linken das Krankenblatt, in dem alle nötigen Daten genau verzeichnet waren und das ihm der Oberarzt zugereicht hatte. Dann entfaltete er in formvollendetem Vortrag die Fortschritte der Operationstechnik, beleuchtete kritisch die guten und schlechten Seiten jeder Methode, berechnete die Heilungsaussichten mit Hilfe einer sorgfältig geführten Statistik und vergaß dabei vollständig, daß die acht Menschen, die es anging, in dem Hörsaal standen, der übrigens gleichzeitig als Operationsraum diente. Er war noch ganz in seine chirurgischen Betrachtungen versunken, als plötzlich sein alter Oberarzt, Professor E., in den Hörsaal stürzte und ihm aufgeregt etwas ins Ohr flüsterte. Die Erregung übertrug sich sofort auf den Chirurgen und zeigte sich in seinem wie von Bordeauxröte überströmten Gesicht, aus dem nur die alten Mensurnarben aus den Jünglingsjahren heller, kirschrot, hervorleuchteten. Eine steile Falte bildete sich als Zeichen scharfen Überlegens auf der Stirn des Generals, während der Oberarzt die acht Geheilten wie eine kleine Herde Geflügel aus dem Saal herausscheuchte.

Der Professor ließ sofort an seinem, nur für ihn bestimmten Waschtisch das Wasser laufen, er drehte die Sanduhr, die auf einem Glasregal stand, herum. Der braune Sand begann zu rieseln, um zehn Minuten anzuzeigen: die vorgeschriebene Dauer der Händereinigung und persönlichen Antisepsis.

Der Student half dem General bei der »Toilette«, er band ihm, während der General abwechselnd weitersprach und sich wusch, eine große gelbe, wasserdichte Schürze mit einer Messingkette um den stiernackigen, wie das Gesicht bordeauxroten Hals. Der General trat, ohne hinzusehen, mit den Füßen in schwarze, bis über die Knöchel reichende Galoschen.

In einem Augenblick war aus dem akademischen Lehrer ein anderer Mensch geworden, anders war seine Stimme, seine Haltung, sein Blick. Er rieb mit seiner harten Bürste Finger, Handfläche und -rücken und den Unterarm bis zum Ellenbogen. Aus einem automatischen Behälter entnahm er durch Druck des Fußes Seife, und bald war der Arm mit weißem Seifenschaum umhüllt. Dann wieder wurde alles abgespült, die immer lebhafter rot gefärbte Haut wurde sichtbar, um von neuem im Seifenschaum zu verschwinden. Neben ihm die Helfer, ganz wie er.

Jetzt wandte sich der General dem Auditorium zu: »Ein glücklicher, leider seltener Zufall. Selbstmordversuch in der Nähe der Klinik. Eine junge Frau, ein junges Mädchen. Stich ins Herz. Voraussichtlich eine Herznaht. Zeitgemäße Operation. Unzeitgemäßes Selbstmordinstrument, ein altmodischer Federhalter mit einer ganz gemeinen Stahlfeder.

Bürodame. Relativ günstig der Umstand, meine Herren, daß der ominöse Gegenstand in der Wunde geblieben ist und dadurch die Verblutung verhindert hat. Glück im Unglück.

Übrigens auch eine Leistung, mit einer so primitiven Waffe das Herz zu treffen. Die Methode, die Sie nun hoffentlich alle, auch die Herren in den obersten Sitzreihen (ich bitte nur dringend, ja nicht aufzustehen, der Staub ist schauerlich und höchst gefährlich), nun die Methode, die ich Ihnen zu demonstrieren hoffe, ist neu und bleibt eines der vielen, außerordentlich großen Verdienste des verstorbenen Professors Rehn in Frankfurt. Die erste Assistenz wie gewohnt, Sie, Herr Oberarzt, die zweite Herr Glicker, und die dritte kommt an Herrn Schillerling, die Narkose könnten Sie übernehmen, der Herr Studiosus hier, einer von Ihren Kollegen, meine Herren, der schon ganz nett narkotisiert. Wir brauchen in solchen Fällen eine sehr ordentliche Narkose, wohlgemerkt: Überdrucknarkose, denn die Sache spielt sich doch innerhalb der Brusthöhle ab. Seit Jahren sind wir also nicht mehr wehrlos gegen Verletzungen des Herzens, seit Rehn können wir Stich- und sogar, wenn auch natürlich nur in den seltensten Fällen, Schußwunden des Herzens angehen; wir können alles derartige angehen, vorausgesetzt, meine Herren, daß der Patient uns lebend auf den Tisch hier gebracht wird! Von fünf rechtzeitig operierten Fällen sind nicht weniger als drei geheilt. Zweifellos wäre auch seinerzeit der österreichische Erzherzog, der Thronfolger, nach seiner Herzverletzung in Sarajewo – nun, lassen wir dieses schmerzliche Kapitel! – Kochsalzapparat anheizen. Oberschwester, Nebennierenextrakt, Adrenalin, Lösung eins auf tausend, vorbereiten, ja, ich wollte nur sagen, es gibt Methoden gegen jede Art der Verletzung, nur gibt es noch keine Methoden gegen die Mörder. Man näht die Wunde, aber man heilt nicht das Herz. Pulskontrolle übernehme der Narkotiseur. Vergessen Sie nicht den Rippendilatator, überhaupt alle Knocheninstrumente. Die Indikationsstellung ist in solchen Fällen einfach, man geht an die Operation heran, sobald man die Patienten da hat. Die erste Hilfe ist entscheidend. Trotzdem keine Sekunde zu verlieren ist, wo haben Sie die Patientin, bringen Sie sie uns bald herein! Formalitäten und lange Schreibereien sind überflüssig, ich operiere auch ohne Einwilligung der in solchen Fällen oft benommenen Kranken oder ohne Einwilligung der Angehörigen, die keinen blauen Dunst haben, das ist egal, ran an den Feind, aber nur unter striktester Befolgung der Regeln der Keimfreiheit. Hier gibt es keinen Pardon, wir müssen und werden uns hier genau an die Regeln der Asepsis halten, denn wir stehen im Begriff, einen der empfindlichsten und allemal zu Eiterungen neigenden Teil des Körpers, nämlich die Brusthöhle und den Herzbeutel, zu öffnen. So, da ist sie. Vorwärts! Vorsicht! Zart!« – –

Der hochgewachsene, hellblonde, etwas leichtsinnige Student der Medizin, Friedrich von B., sah Hildegard Anneliese wieder, die in seiner jüngsten Vergangenheit eine große, wenn auch nicht immer erfreuliche Rolle gespielt hatte.

Die Instrumente wurden auf einigen elektrisch geheizten Öfchen ausgekocht. Dichter Dunst stieg von den Instrumentenkesselchen auf und verzog sich in dem amphitheatralischen Raum. Trotzdem es gegen Mittag ging, war der Hörsaal düster. »Licht!« sagte der General. Die Lampen, unmittelbar unter der Decke soffittenartig angebracht, zischten auf, und ein schattenloses, fast rein weißes Licht ergoß sich über den Operationstisch, den Professor und seine Helfer und über die untersten Sitzreihen der Hörer. Eine Uhr, deren Zifferblatt man bisher nur undeutlich gesehen hatte, zeigte jetzt 11 Uhr und nicht ganz zwei Minuten. Der General schwieg. Man hörte nur das Brodeln des Wassers, das silbrige Klirren der vom siedenden Wasser hin und her bewegten Instrumente und das raunende Atmen der Zuhörer.

Jetzt stöhnte die Selbstmörderin dumpf auf. Sie schrie nicht, sie hielt, wie es schien, den Atem zurück, da ihr jede Bewegung des Brustkastens Schmerzen verursachte. Die Studenten sahen vor sich unten in der Tiefe, von der Deckenlampe grell beleuchtet, das Gesicht von verwirrten, feuchten, dunkelblonden Haaren umgeben, quittengelb, die Oberlippe tief über die Unterlippe hinabgezogen, feucht. Die hellgrauen Augen waren zusammengekniffen, dann wieder aufgerissen, die Lider zitterten, und die Sterne der Augen wanderten ruhelos von einem Winkel des Auges zum anderen. Die Kleidung war am Oberkörper bereits mit einer Schere durchschnitten, ein leichter Gazeschleier war über den Oberkörper gebreitet; an einer Stelle war er spitz abgehoben und diese Stelle bewegte sich rhythmisch. Es herrschte Ruhe. Der General und die Assistenten hatten aufgehört, mit ihren Bürsten die Arme und Hände zu scheuern und blickten die Patientin an.

Es schien, als wäre es tiefe Nacht. Stille. Bloß das Sausen des Wassers, das Brodeln des Instrumentenkessels, das Sausen des Lichts und das gedämpfte, bei jeder Ausatmung wiederholte Stöhnen.

Der General hatte der Oberschwester gewinkt. Diese entfernte sehr sanft, als fürchtete sie, ihrer Geschlechtsgenossin wehe zu tun, den Gazeschleier mit einer sterilen Pinzette. Unter der linken Brust der Patientin sah man den Federhalter, er wippte mit jedem Herzschlag, als würde er von einer unsichtbaren Kraft zu einem Schattenstrich niedergedrückt, dann hob er sich wieder, als hätte er einen Haarstrich zu ziehen.

»Vor allem sehen Sie«, sagte der General, während er mit besonderer Intensität seine bereits krebsroten Arme von neuem mit der Bürste behandelte, »daß das Bewußtsein vollständig erhalten ist. Von dem in solchen Fällen nur zu verständlichen Schock abgesehen. Und keine Blutung. Die Blutung nach außen hat aufgehört. Sie wird wohl nur minimal gewesen sein.«

Er winkte den Studenten Friedrich von B. näher an die Leidende heran mit seinem muskulösen Männerarm, der im prallen Licht wie poliertes Metall glänzte.

»Vorwärts! Los! Narkose!«

Der Student zuckte die Achseln. Er zitterte vor Entsetzen am ganzen Körper und beherrschte sich nur unter Aufgebot aller Kräfte. Zur Überdrucknarkose brauchte er einen besonderen Apparat, der längst hätte hier sein sollen. Aber er war wegen einer kleinen Reparatur in einen anderen Raum geschafft worden und jetzt, wo es auf jede Sekunde ankam, fehlte er, und niemand wagte es dem Chef zu sagen. Große Trommeln aus Nickelblech mit Mänteln, Hauben, Tüchern, Handschuhen aus Gummi und Verbandmaterial wurden sehr schnell von den Schwestern geöffnet, weiße, viereckige Laken wurden von ihnen zu zweit herausgeholt, ausgebreitet, der Kranken untergelegt, wobei die Oberschwester mit äußerster Zartheit den Oberkörper des Mädchens aufrichtete. Der Unterkörper wurde dann mit Tüchern bedeckt, nur der Oberkörper und das mit jeder Sekunde fahler werdende Gesicht blieben frei. Die Hände wurden angeschnallt, über die Oberschenkel wurde ein breiter Gurt gezogen.

Neun Minuten waren an der Sanduhr abgelaufen. Aus dem siedenden Wasser wurden die knisternden großen Siebe mit den Instrumenten hervorgehoben. Dampf dunstete in gewaltigen Schwaden auf. Auf kleinen, fahrbaren Tischchen sonderte die Oberschwester mit flinken Bewegungen das metallene Gerät in systematisch geordnete Reihen, die gleichartigen Instrumente nebeneinander, die größeren nach rechts, die kleineren nach links. Scheren, gerade und gekrümmte, vierfingerige Haken, Knochenzangen, Gefäßklemmen, Pinzetten, Nadelhalter, Büchsen mit sichelförmigen Nadeln und solche mit geraden Nadeln, Seide und Catgutfäden auf gläserne Spulen gerollt, der Stärke nach geordnet.

Die Sanduhr war nahezu abgelaufen, der Student blickte sich im Saale um, und noch war der Narkoseapparat nicht da. Das Wasserrauschen verstummte jäh. »Jod!« sagte der Chirurg.

Jetzt erst, in der letzten Sekunde, rollte der Narkoseapparat herein, ein komplizierter Apparat. Die rostrote Bombe mit dem rostroten Hahn war die Sauerstoffbombe, die blaue Bombe mit dem blauen Hahn führte flüssige Luft und der grüne Hahn leitete den Narkosestoff zu. Blitzende Manometer, blanke, mit Flüssigkeit gefüllte Schaugläser zur Kontrolle jedes Atemzugs.

Der Student hielt, während dem Professor ein weißer Operationsmantel angezogen und ihm eine weiße Haube aufgestülpt wurde, dem jungen Mädchen die rötliche, dicht anschließende Gummimaske über Nase und Mund. Der Narkosestoff, mit Luft vermischt, rieselte durch ein durchsichtiges Glasgefäß in großen Perlen. »Tief atmen! Tief atmen!« sagte der Student mit tonloser Stimme zu dem Mädchen. Das Mädchen schüttelte stumm verbissen den Kopf. Sie stieß mit kraftlosen Bewegungen die Maske von sich fort, so gut sie konnte. Die Maske kam ihr nach, aber das fahle Gesicht wand sich und suchte sich ihr zu entziehen. Sie riß den Mund auf, sie wollte schreien, sie wollte sich wehren. Sie wollte flüsternd bitten, sie spitzte den Mund. Aber kein Wort, nur immer das gleiche langgezogene, dumpfe Stöhnen entrang sich den völlig blutleeren, hautfarbenen Lippen.

»Jod!« wiederholte der General, während er Gummihandschuhe anzog. Metallisch bläuliches Braun bedeckte nun, mit einem breiten Stück Verbandstoff auf das Operationsfeld aufgetragen, die beiden Brüste, die Haut bis in die Gegend der Kehle nach oben, bis in die Nabelhöhle nach unten.

Mitten in dem braunen Feld wippte, aber müder schon, schneller und schwächer, wie kritzelnd, der Federstil, getrieben vom ohnmächtig zitternden Herzen. Die bis jetzt noch deutliche Atmung wurde flacher. Die Augen waren nun weit geöffnet, sie irrten verzweifelt, aber klar, im großen Raume umher.

Unbegreiflich, daß ein so schwer verwundeter Mensch noch klar war, daß er wußte, was er tat, was er litt.

Schon zeigte sich bei dem General der eigentümliche, fast heitere, geradezu gelöste Ausdruck, der anzeigte, daß er den Gang der Operation mit allen möglichen Komplikationen bis in die Einzelheiten zu Ende überdacht hatte, so daß nur noch die technische Ausführung übrig blieb – aber warum war die Patientin noch wach? Ja, sie war fast lebhafter als vorher, und ihre Augen suchten und fanden endlich die Augen ihres früheren Geliebten.

Keine Sekunde zu verlieren, dachte der Student, es muß sein. Aber was sollte er ihr sagen, wie ihr alles begreiflich machen, wie sie zur Vernunft bringen, woran sie erinnern? Wer hat schuld? Wer macht es wieder gut? Zwei Minuten vor dem Tode? Elf Uhr, 12 Minuten.

»Und der Puls?« fragte der General.

Der Mediziner tastete an den schönen zarten Hals des Mädchens, dessen Konturen ihm vertraut waren aus lange versunkenen Zeiten. Er berührte weich mit den Spitzen des Zeige- und Mittelfingers die feuchte, weiche, lauwarme Haut.

»An der Halsschlagader nichts. Ich fühle an der Halsschlagader nichts«.

Aber das Mädchen hatte seine Hand gefühlt. Liebte sie ihn noch? Wollte sie wieder leben? Bereute sie? War sie noch die, die sie vor ein paar Minuten gewesen war?

Die Augenlider schlossen sich ihr mit einemmal, die langen Wimpern näherten sich und bildeten eine dichte, dunkelblonde, im prallen Licht fast messingfarbene Linie. Die Lippen öffneten sich zart. Man sah die milchweißen Zähne inmitten des blaß korallenroten Zahnfleisches. Sie atmete ihm entgegen, sie zog die Ätherluft ein mit flachen, schnellen Atemzügen. Elf Uhr, 13 Minuten.

»Also dann los auf jeden Fall. Schläft sie? Nein, noch nicht? Egal. Leben Hauptsache. Narkose Nebensache. Krieg ist Krieg. Ran an den Feind. Kopf ganz tief lagern. Anämie des Gehirns vermeiden, Rückenmarkszentrum für Atmung und dergleichen vor allem versorgen, Halsmark. Das aus der Wunde ausfließende Blut drückt von außen auf das Herz und staut sich im Herzbeutel. Herztamponade nannte dies der geniale Ernst Bergmann. So, noch etwas tiefer, gut, genug.« Der Tisch hatte sich durch eine hydraulische Vorrichtung lautlos gesenkt. Der Student fühlte, wie der mit seidenweichen, feuchten Haaren bewachsene Kopf des Mädchens in seinen Schoß niedersank. Lebte sie noch? Litt sie? Sie stöhnte nicht mehr. Schlief sie? War sie wach? War sie tot?

»Also bitte!«

Aus einer kristallglänzenden Schale mit Alkohol hob der Oberarzt ein dünnes, wie eine Fischflosse weich geschweiftes Nickelmesserchen mit stählerner, bläulich funkelnder Schneide. Der General nahm es am oberen Ende, fast so wie ein Maler einen Pinsel und zeichnete mit der Schneide, als versuchte er nur die Linienführung einer Arabeske, eine bogenförmige Linie, die auf der Mitte des Oberkörpers begann und die linke Brust an deren unterem Rande umkreiste. Die Linie war mit blassem hingehauchten Rot gezogen. Kein richtiger Tropfen Blut. Die Assistenten faßten die Wundränder mit den Haken von rechts und links und zogen sie weit auseinander. Die Patientin stöhnte auf. Dann verstummte sie. Der Student gab Äther. Das Messer verschwand aus der Hand des Chirurgen, man sah nicht wie, und jetzt wechselten die Instrumente in seiner rechten Hand, große und kleine, scharfe und stumpfe, schneidende und lösende, zupackende und auslassende.

Die Hände des Chirurgen und die seiner Helfer staken in eng anliegenden, rötlichen Handschuhen aus dünnstem Gummi, die sich so dicht an die Finger anschmiegten, daß man die Konturen der Nägel hindurchtreten sah. Im Operationssaal war nur die eine große langfingerige Hand des Generals mit ihren scheinbar lässigen und zufälligen, in Wirklichkeit aber genau präzisierten und methodischen Bewegungen sichtbar.
Die anderen Hände waren mit dem Halten der Wundränder, mit dem Zureichen von Instrumenten oder Gazebäuschen und mit allen möglichen unterstützenden Maßnahmen beschäftigt, die der General meist mit dem Blick dirigierte, nur die wichtigsten Kommandos mit seiner Stimme erteilend. Was er sagte, war mehr für die Hörer bestimmt, um ihnen den Gang seiner Operation verständlich zu machen.

»Sie sehen, es fließt kein Blut. Leider nicht. Der Blutdruck ist minimal. Vorsicht bei der Narkose. Lassen Sie sie lieber stöhnen, nur das Nötigste, nur daß sie uns nicht erwacht. Sie ist im Schock, wird kaum schmerzempfindlich sein. Hier, im Unterhautzellgewebe knistert es, Luft dringt hervor, aus dem verletzten Brustraum hervorgepreßt. Was tun? Wir nehmen hier ein Stück des Brustbeins mit, hier klappen wir die Rippen auf. Wir machen ein Portal zum Herzen, eine Art Tür. Da müssen wir zwei, drei, ja gut vier Rippen durchtrennen unter Schonung der Knochenhaut, denn alles soll später wieder zusammenwachsen. Das geht ganz leicht. Wieder Luft. Beim Atmen saugt die Wunde Luft von außen ein. Nicht die Köpfe zu nahe daran! Kein Eiterkeim darf hinein. Geben Sie jetzt bei der Narkose mehr Druck! Nur eine Spur Äther und sehr viel Sauerstoff. Jetzt gehen wir an den Feind ran. Fassen das Selbstmordinstrument von außen mit einer Beißzange, halten Sie es einmal so fest. Und hier dringen wir ihm nach, das ist der Weg, den die Feder genommen hat, man sieht die Spuren von Tinte noch hier markiert. Jetzt mobilisieren wir es, drehen Sie von außen ein wenig, gut! Ziehen Sie jetzt sachte daran, stärker, energischer, schön! Jetzt ist es raus. Gut, fort damit in die Sammlung. Richtiger Blödsinn, da nimmt der Mensch in der Verzweiflung, was er gerade bei der Hand hat. Und jetzt an die Rippen, paß mal auf, Rippenschere, ja, vorsichtig, erst den Finger darunter und jetzt drücke ich durch und jetzt kommt die nächste dran. Finger drunter und den ganzen Haut-Knochenlappen vorsichtig nach oben halten, ohne Gewalt. Ein, zwei, und noch eine, eins zwei, zuck, zuck, los, aber nicht ausrutschen, ganz unverrückt den Lappen halten, verdammt noch mal, nur mit der Ruhe, so sachte, saachte, gut!«

Der Student von B. hielt seine Hand über den Mund des Mädchens, der Hauch des Atems war kaum zu spüren. »Maske nicht lüften! Überdruck muß bleiben. Sie atmet noch, fürchten Sie nur nichts, wir hier oben wissen es besser, wir sehen, wie die Lunge sich bläht, kontrollieren Sie die Narkose, wie es geht, so geht es. Achtung! Der Herzbeutel, hier! Vorwärts!

Scharfe Klemme. Klemme. Größere! Kleinere! Mittelgröße, passen Sie doch auf und drehen Sie das Ding ein wenig nach außen! Noch eine und noch eine und so weiter ohne langes Gerede! Hier ist die Wunde im Herzbeutel, zackig, zick-zack, so muß es hindurchgegangen sein, nicht ein einfacher Schnitt, selbstverständlich, denn der Herzbeutel hat sich im Augenblick der Verwundung gespannt, gedreht, wie bei jedem Herzschlag. Kropfsonde, wir wollen hinein, wir wollen tiefer und tiefer!«

Die Sonde, ein fingerartiges, längs gerieftes Instrument auf vernickeltem Stahl, schlüpfte glatt durch die Wunde in die blutige, dunkle Tiefe.

»So. Bitte halten Sie die Sonde unter. Darüber, bitte, jetzt die Schere, am besten eine gerade, ja und unten stützen, die Sonde genau unter die Schere halten. Ein Schnitt! So, gut. Und jetzt erst einmal klare Sicht! Alles voll Blutgerinsel. Das muß fort! Wir räumen das aus. Leicht fortwischen, nicht am Herzbeutel reiben, das liebt er nicht. Jetzt haben wir klare Sicht, lange wird's nicht dauern, wir müssen die Wunde haben. Ohne Verzug! Gerade unter unsern Augen kann sie sein, muß aber nicht sein. Wo blutet es? Woher blutet es? Wie das schweißt! Tupfen Sie. Kopf weg, nur ich muß sehen, gehen Sie mir aus dem Weg! Tupfen Sie, nicht die Hand ran, nur mit der Pinzette tupfen, zarter, energisch, zart habe ich gesagt, zart und energisch zugleich und nicht reiben, nicht scheuern! Achtung! Noch! Bald wird's Tag! Wie ist es mit dem Puls? Ist was da? Nichts? Also dann Kochsalzlösung ran, soviel man schafft, Blut wäre besser, Bluttransfusion, dauert aber zu lange, wir müßten erst die Blutgruppe haben, dauert zu lange, in die große Ellbogenblutader Kochsalz hinein, soviel wie hineingeht, Lebensersatz, Blutillusion! Und einer der Herren stellt im Laboratorium die Blutgruppe fest, haben wir dann einen Blutspender da? Sie haben uns auch einmal Blut gegeben, Herr B., welche Blutgruppe haben Sie? Aufpassen, nur die nächsten hundert Sekunden! Ruhe! Los! Fixation des Herzens! Mit dem zappelnden Herzen kommen wir nie zurecht. Es muß fest gehalten werden. Es muß heraus aus seinem Bau! Heraus, du Feigling! sage ich. Wir müssen es ganz festhalten und müssen es zugänglich haben, wenn wir es nähen wollen. Also Nähte her zur Fixation! Ja, so ein Faden ist das rechte. Dünne Seide, krumme Nadel, diese Größe wird recht sein, her damit, was soll das Getändel, nicht zu kurz einfädeln und gleich her mit dem Nadelhalter und Sie halten den Herzbeutel ab und Sie nehmen das Ende des Fadens auf, damit es nicht schleppt. Hier sehen Sie, steche ich in den serösen Überzug des Herzens, linker Ventrikel, Spitze, ein, hier gleich wieder aus, jetzt haben wir eine Schlinge, die hält uns hier der Bruder da, und dasselbe noch einmal etwas weiter oben und etwas nach rechts und noch eine Schlinge nach der Seite zu, so sehen Sie, fasse ich die Herzmuskulatur mit der Nadel, steche ein, ziehe durch, steche aus, Nadel fort, die Enden zusammen, und wir haben es geschafft. Den Faden angehängt und vorsichtig jetzt heraus mit dem Herzen aus der Höhle. Es blutet? Lassen Sie es bluten. Natürlich blutet es. Heben Sie an! Schneller, zarter, höher! Noch etwas vielleicht. Unverzagt, so zur Seite. An dieser Herzwand ist nichts. Da auch nichts. Also anders herum! Etwas heben bitte, und rechts herum! Unverrückt und wieder tupfen, ganz fein, ohne zu pressen. Halt! Halt! Hier ist es! Hier ist die Wunde! Finger in die Wunde, Sie Finger, *an* die Wunde, sage ich. Halten Sie ganz zart die Wundränder zusammen, geben Sie mit der Hand dem Herzen nach, wenn es schlägt! So, gut. Aber wir möchten auch etwas sehen! Drücken Sie nicht. Genügt. Ist gut, ist recht. Also voran zur Herznaht! Dieselbe Seide wie vorher. Erste Naht, quer gefaßt. Wundrand links, Wundrand rechts, Faden heraus, Knoten geschürzt, Faden an Klemme angehängt und so gehalten. Stimmt. Die obersten Schichten fassend. Oberarzt, übernehmen Sie die Naht und halten Sie mir die Herzwand etwas entgegen, nein, etwas drehen nach rechts, und immer mitgehen mit den Bewegungen des Herzens. Gut. Zweite Naht. Zur Sicherheit etwas tiefer gefaßt. Rein, raus, Knoten geschürzt, langsam von beiden Seiten gleichmäßig zusammengezogen, und wieder angehängt. Die Blutung wird schwächer, aber noch ist es nicht genug! Regt sich etwas am Puls? Noch nicht? Und wie ist die Atmung? Elend? Nur mit der Ruhe. Weg mit der Hand. Dritte Naht. Gut ist. Blutung steht. Die Herzwunde ist geschlossen. Schere, die Fäden der drei Nähte abschneiden! Nicht zu kurz! Aber auch keinen Schwanz! Nein. Gut. Noch eine vierte? Nein, wird genügen. Laß sein. Die Naht ist solide genug, sie wird stehen, auch dann, wenn der Blutdruck steigt und die Gefäße sich normaliter füllen. Puls? Nein? Kommt schon. Kommt schon! Lebt das Herz, lebt der Mensch. Sie sehen, der Herzmuskel erholt sich zusehends, die Schläge werden markanter, er zieht sich richtig zusammen und erschlafft richtig, nicht mehr das hysterische Gezitter und Geflimmer wie vorhin. Das war extremis, kann man wohl sagen. So, geben Sie wacker Kochsalz in die Armvene, aber stören Sie uns hier oben nicht und kommen Sie uns mit dem Dreckzeug nicht zu nahe. Den Herzzügel nachlassen, die Fäden herausziehen, alles der Reihe nach. Sie sehen schon, wie der Herzmuskel an den drei Zügeln zerrt wie ein ungezogenes Füllen, er erstarkt uns unter der Hand. Gut, und der Puls? Kaum zu tasten. Wir werden schon helfen! Geben Sie uns jetzt das

Adrenalin, wir schießen ihr die Spritze mit der Nebennierenlösung direkt ins Herz. Gut. Hat es. Nun?«

»Der Puls ist – – da. Ich glaube.«

»Wir glauben es auch. Und die Atmung?«

Der Student sah in dem Schauglase des Narkoseapparates die Perlen der ausgeatmeten Luft silbrig in immer lebhafter werdendem Strome emporsteigen. »Geht gut«, sagte er.

»Jetzt Naht des Herzbeutels. Da nehmen wir Catgut. Am Herzen wagten wir es nicht. Seide ist sicherer. Aber der Herzbeutel hat nicht den gewaltigen Herzdruck auszuhalten. Wird gehen, wird sich machen. Jetzt die Rippen wieder zurück in die alte Lage, die Knochenhaut nähen wir mit ein paar Heftfäden in aller Eile. Ein Glasrohr unter die Haut. Hier, unten am tiefsten Ort. Muskel – Fascie-Schluß der Wunde, das ist: Hautnaht, feine Seide, nur ein paar Stiche. Narkose?«

»Lange schon fort.«

»Gut. Reinen Sauerstoff weiter, dreiundeinhalb Liter, vier Liter, für und für. Und Kampfer zur Sicherheit. Den Kopf auch oben im Krankenzimmer tiefer lagern. Die Bluttransfusion nur, wenn Bedarf. Eher ja als nein. Welche Blutgruppe? A? Und Sie, Herr B.?«

»Auch A.«

»Kann man gar nicht besser haben. Herr Oberarzt und Herr B. bleiben bei ihr. Wann haben wir begonnen?«

»Elf Uhr 13 Minuten.«

»Dauer der Operation: siebeneinhalb Minuten. Vor hundert Jahren konnte der Leibarzt Napoleons ein Bein in der gleichen Zeit in der Hüfte absetzen, mit Stumpf und Stiel, eingeschlossen Blutstillung, etc. Aber das waren andere Meister als wir. So, fassen Sie die Patientin recht vorsichtig an und heben Sie sie in das Bett, oder besser, lassen Sie mich das tun. So – so –. Sind Wärmflaschen da? Zudecken! Zudecken! Zudecken! Alles gut. Alles in Ordnung. Alles andere überlassen wir – dem Glück. Guten Morgen, meine Herren, guten Morgen.«

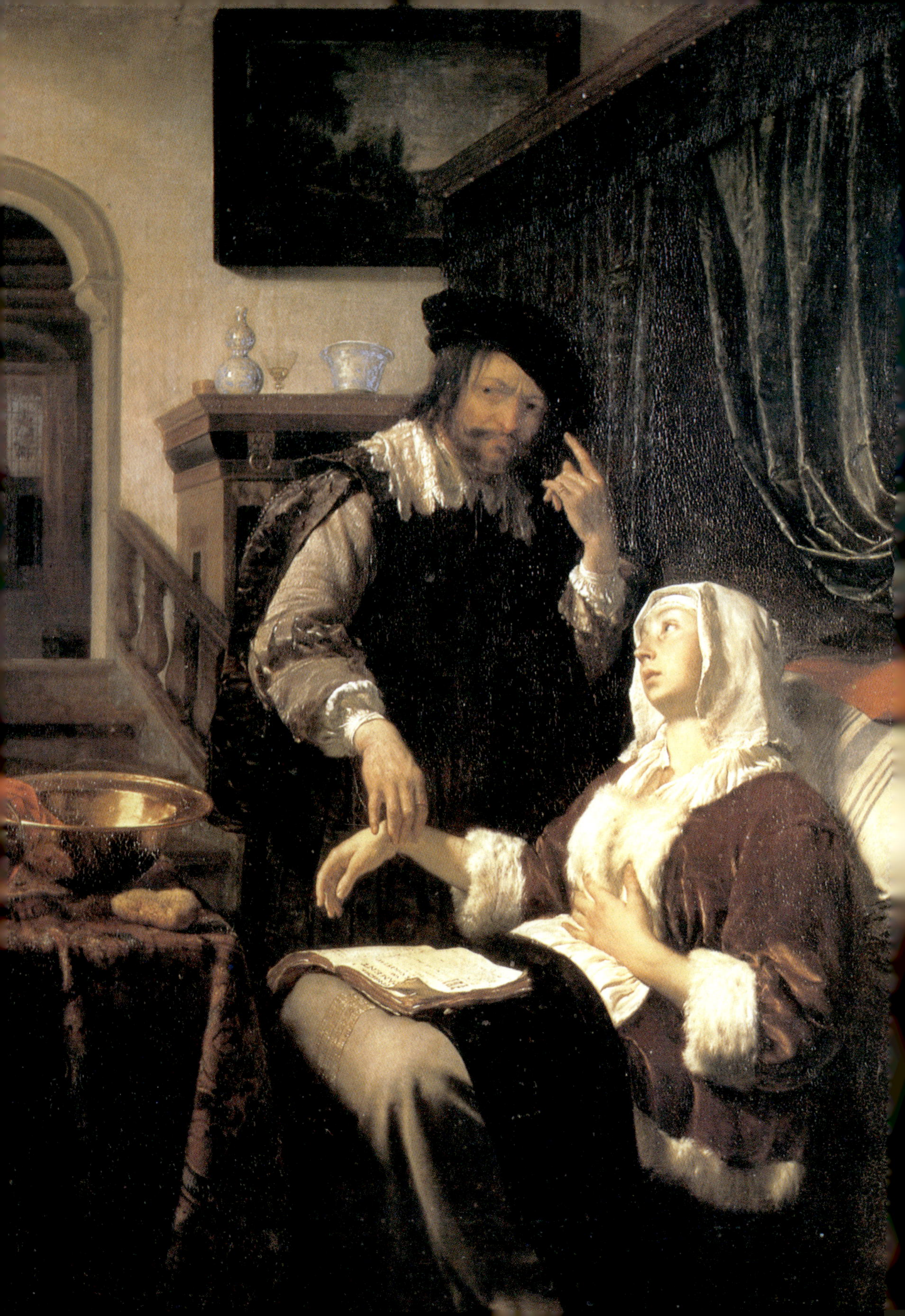

William Carlos Williams

Bildnis einer Frau im Bett

Da sind meine Sachen
in der Ecke zum Trocknen:
der blaue Rock dort
und die graue Bluse dazu –

Ich habe den Kram satt!
Ziehn Sie die Decke weg
wenn Sie was von mir wollen
und sehn sich den Rest an
von meiner Garderobe –
daß ich mich nur nicht erkälte
mit nichts an!

Ich rühre keinen Finger
und Geld hab ich nicht.
Nichts zu machen,
oder? Was meinen Sie?
– und auch keinen Schmuck
(die verrückten Trottel)

Aber zwei Augen im Kopf
und ein glattes Gesicht
und hier! Sehn Sie mal!
Allerhand dran!

Blut und Köpfchen,
bitte sehr –
ich heiße Robitza!
Ich pfeif
auf Korsetts
und auf Schlüpfer –
Hab ich nicht nötig!

Meine zwei Buben?
– die sind scharf!
Was zum Bemuttern
für reiche Damen –
Schule schwänzen sie
na
die landen im Dreck –
meinetwegen!

War schließlich unbewohnt
die Bude!
Ich brauch ein Dach,
also gehört sie mir.
Ich verhungre schon nicht
denn in der Bibel steht
sie müssen mich füttern.

Helfen Sie mir meinetwegen,
wenn Sie Ärger wollen
oder lassen Sie mich in Ruh,
dann hat der Ärger ein Ende.

Der Landarzt
ist ein verdammter Trottel
und Sie –
schern Sie sich zum Teufel!

Die Tür steht offen
seit Sie hier sind;
machen Sie sie von außen zu!
Ich bin müde.

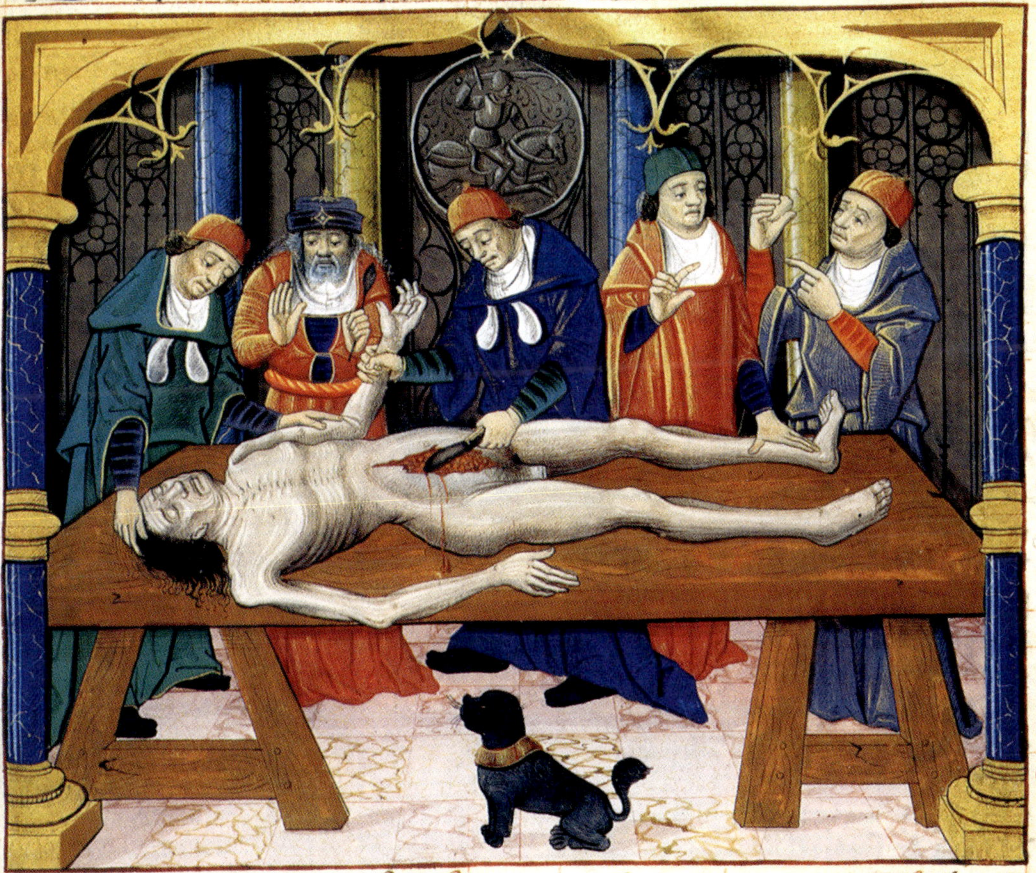

et qualite pour retenir aussi bien les petites choses comme les grandes Cor dont aussi soit que lame ayt troys vertuz principalles cest assavoir la vertu naturelle et la vertu espirituelle et la vertu de lame cest droit quelle ayt troys manieres de membres pour faire les oeuvres de ces troys puissances. Et pour tant les membres qui servent a la vertu de lame si sont appellez les membres animez si comme sont le cervel les nerfz les yeulx et les autres instrumens des sens naturelz. Les membres qui servent a la vertu espirituelle sont appellez les membres espiritelz. Et ceulx qui servent a la vertu naturelle sont appellez les membres naturelz qui nourryssent et soustiennent si comme sont lestomac et le foye. Les autres sont qui servent a nature en generation pour la multiplier et garder quelle ne faille en son espece ou autrement elle fauldroit tantost pour la continuelle corrumpcion qui se fait en ses suppos. Les membres qui servent a la vertu naturelle si sont de grand prouffit car aucuns sont preparatoires aucuns sont purgatoires aucuns sont deffendens et aucuns sont porteurs. Les primiers sont preparatoires si comme sont les instrumens des membres naturelz qui servent au cervel au cueur et au polmon a lestomac et au foye. Les autres sont porteurs si comme sont les nerfz qui servent

William Carlos Williams

Immer diese Puristen

Wunderbar! Alles, worauf es ankommt,
wie eine Auster ohne die Schale
frisch und süß schmeckend, da
zum Schlucken, Kauen und Schlucken.

Oder besser, ein Hirn ohne den
Schädel. Ich weiß noch, wie einer
in unserm Sezierkurs eins fallenließ
aus dem dritten Stock auf einen
Leierkastenmann in der Pine Street.

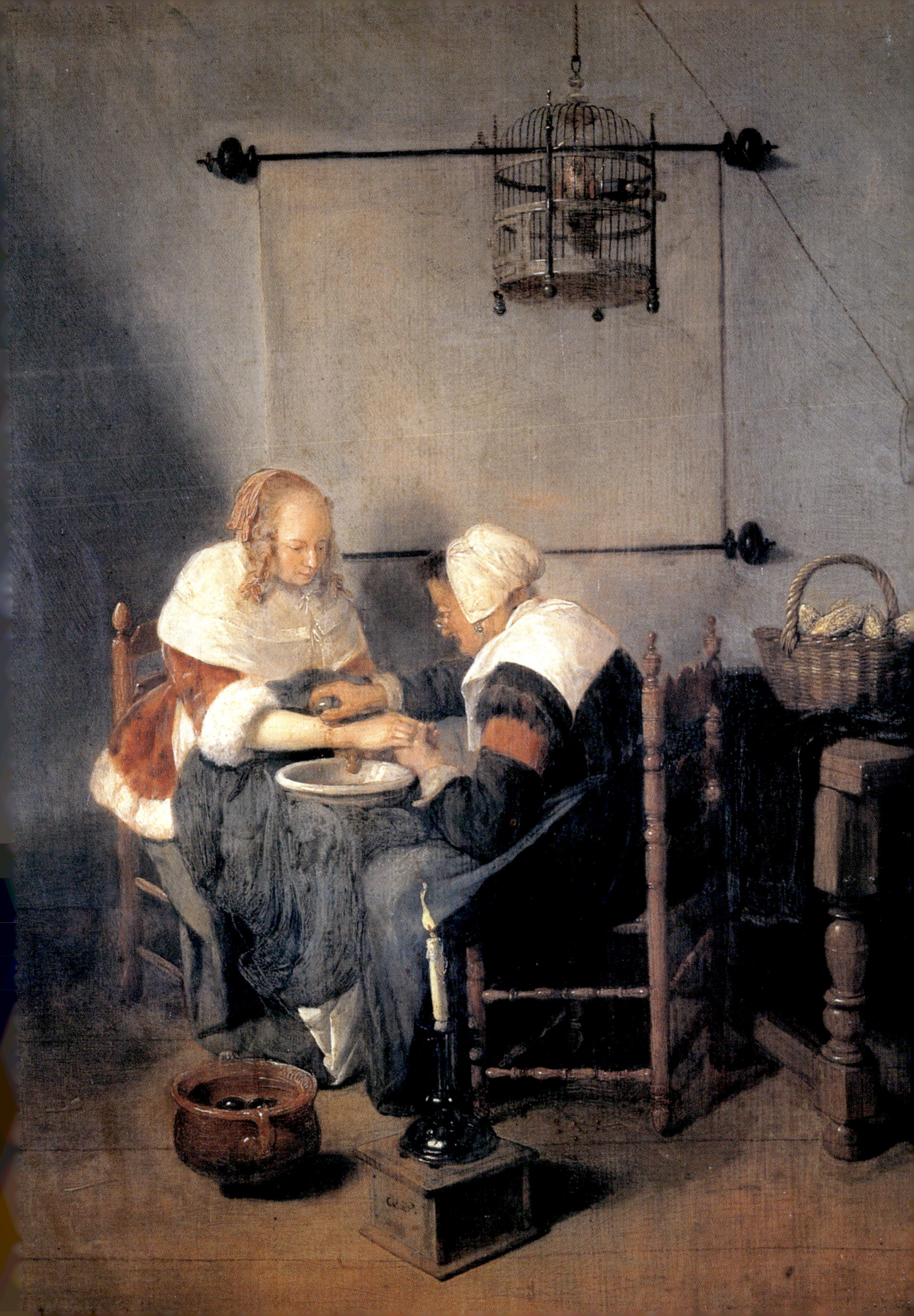

William Carlos Williams

Sanfte Entgegnung

Um diese Jahreszeit möcht ich
meine Arbeit hinwerfen und es
den alten Männern gleichtun –
damals am Kai von Villefranche
sah ich sie Seeschnecken fischen
mit einem gespaltenen Stecken
im seichten Wasser –

Ich weiß
was andres, sagte sie,
was du anfangen könntest.
genauso leicht, im Frühling,
wenn du nur wolltest. Aber
du willst eben nicht, oder?

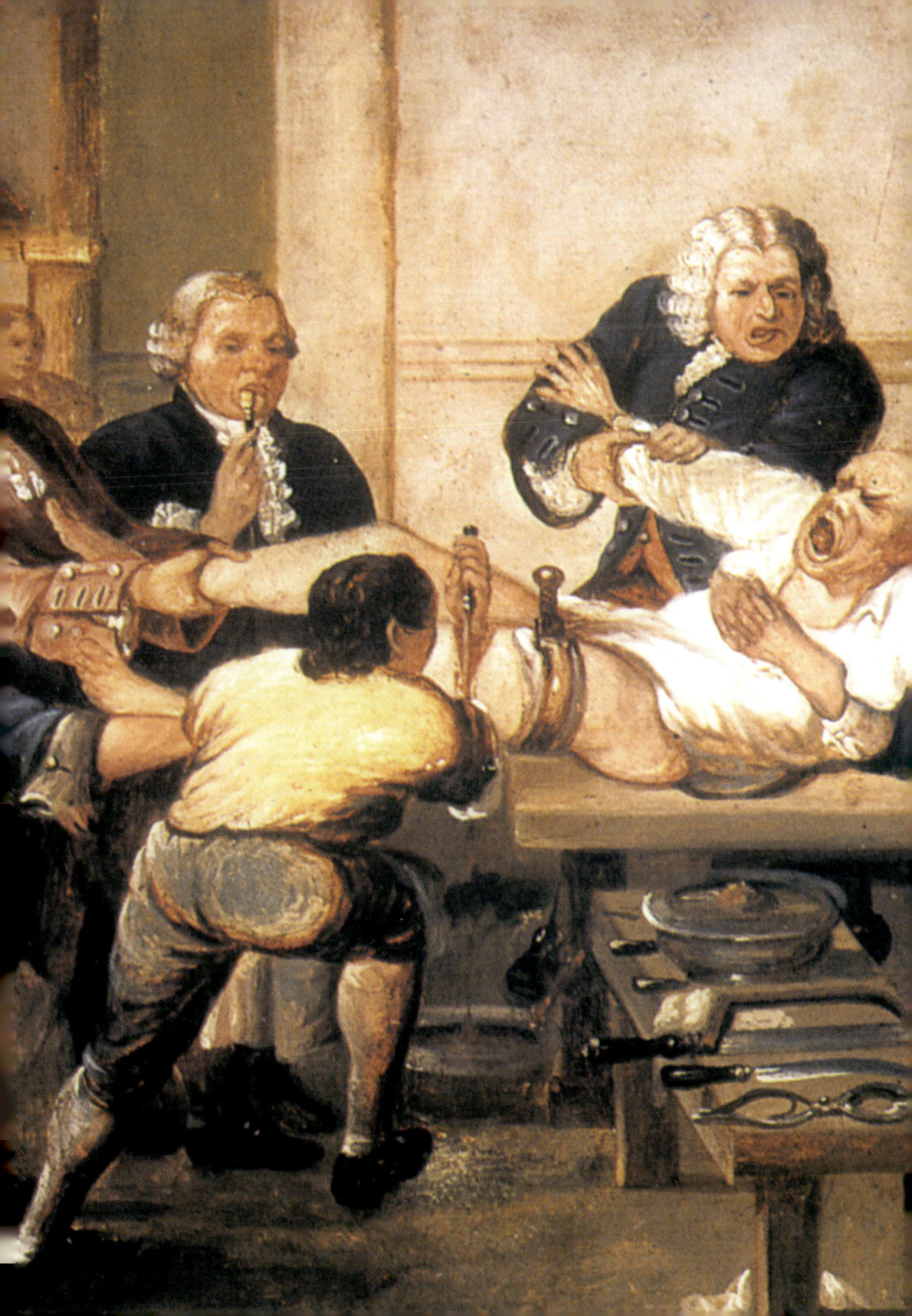

William Carlos Williams

Zwischen Mauern

die Hinterhöfe
des Kranken-

hauses wo
gar nichts

wächst dort liegt
Asche

aus der die Scherben
einer grünen

Flasche
glitzern.

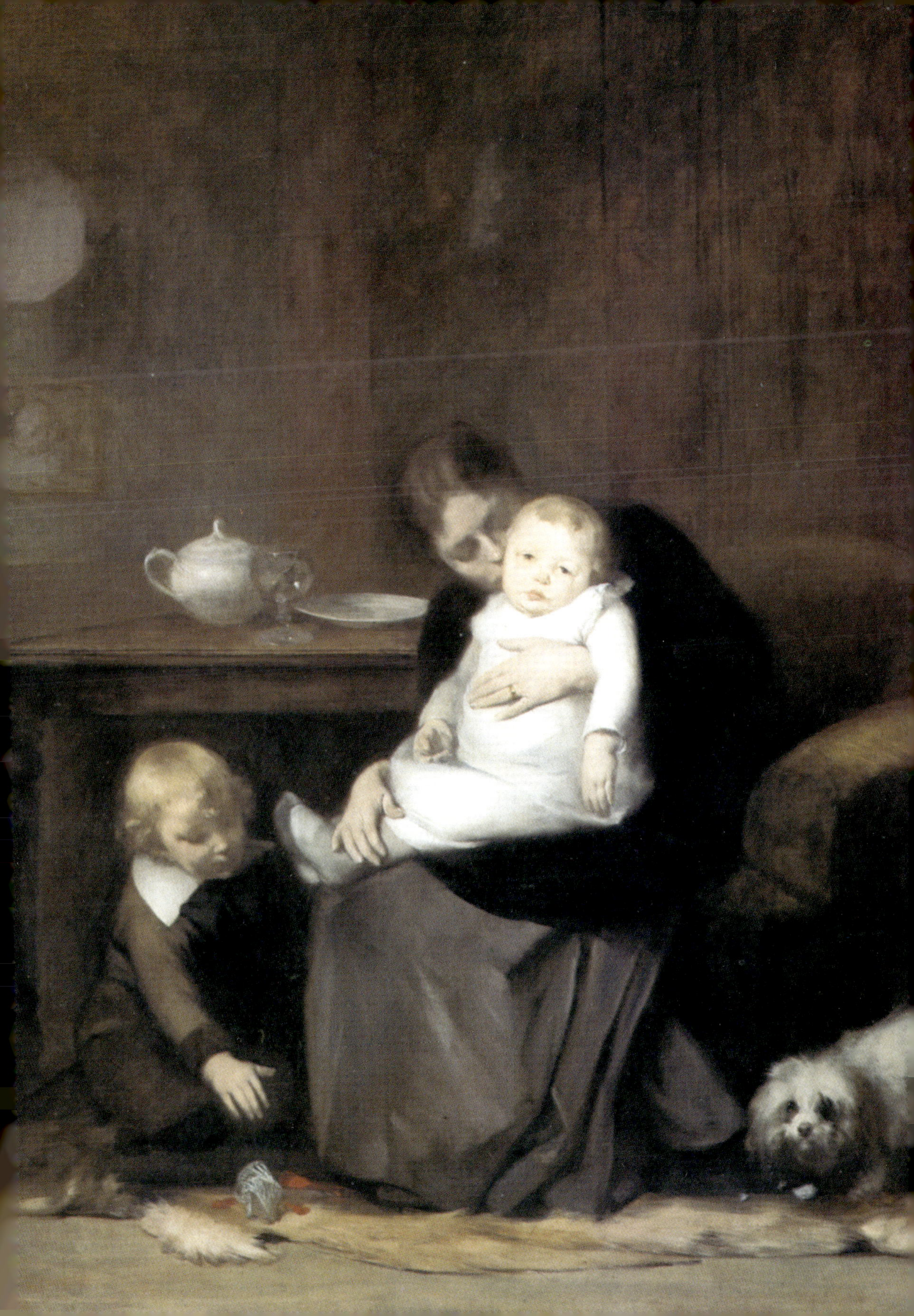

William Carlos Williams

Die Praxis

Das den Beruf des Arztes wirklich befriedigend macht, ist die eintönige, gleichförmige, alltägliche Arbeit: die anderthalb Millionen Patienten, die ein Arzt über einen Zeitraum von vierzig Jahren an Wochentagen und Sonntagen zu sehen bekommt, die sind sein Leben. Ich habe meine Praxis nie des Geldes wegen betrieben; das wäre mir nicht möglich gewesen. Aber jederzeit und unter allen Umständen Leute aufzusuchen, sich mit ihren intimsten Lebenslagen auseinanderzusetzen, wenn sie geboren werden, wenn sie sterben, sie sterben zu sehen, sie von einer Krankheit genesen zu sehen, das hat mich immer gefesselt.

Ich verlor mich geradezu in ihren Gedanken: zumindest vorübergehend verwandelte ich mich in sie, wer auch immer sie sein mochten; und wenn ich mich nach einer halben Stunde völliger Konzentration auf die Krankheit, die ihnen zu schaffen machte, von ihnen löste, kam es mir vor, als erwachte ich aus einem Schlaf. In diesen Augenblicken hatte ich nicht existiert, nichts, was mich selbst anging, berührte mich. Und daher kam ich dann buchstäblich wieder zu mir, ausgeruht wie nach einem ganz gewöhnlichen Nickerchen.

Wieder und wieder kehrte ich abends mit dem Gefühl, die Augen keine Sekunde mehr offenhalten zu können, in meine Praxis zurück. Nach nur wenigen Stunden Schlaf brach ich am Morgen zu den Hausbesuchen auf und wartete erst einmal vor irgendeinem Haus, bis ich meinen Mut beisammen hatte, die Treppe hochsteigen und auf die Klingel drücken zu können. Aber sobald ich den Patienten sah, war all das weg. Blitzschnell fügten sich die Einzelheiten des Falles zu einem erkennbaren Grundriß zusammen, die Diagnose lag entweder auf der Hand oder machte Schwierigkeiten, und die Suche konnte beginnen. Auch der Patient selbst gewann allmählich Konturen, die es zu beachten galt, seine Eigenarten, ihre Verschlossenheit oder Offenheit. Und mochte ich mich nun angezogen oder abgestoßen fühlen, die professionelle Einstellung, die jeder Arzt aufbringen muß, gab mir die nötige Ruhe und diktierte mir die nächsten Schritte. Oft muß der Arzt die Gedanken seines Patienten beobachten, so wie dieser ihn beobachtet, ihm mißtraut, ständig bereit, sich bei der nächstbesten Gelegenheit von ihm abzuwenden. Der Arzt erkennt das Mißtrauen, sieht, wie der Patient sich jemand anderem zuwendet und ihn verstößt.

Wir alle sind häufig genug verstoßen worden, haben gesehen, wie eine bedrängte Mutter, ein bedrängter Ehemann jemand anderen um Rat gefragt haben, wobei wir wissen, daß der Rat, den wir ihnen gegeben haben, der richtige war. Auch dies gehört mit dazu. Aber im allgemeinen stellt sich Friede und innere Ruhe ein, wenn man den Zustand des Patienten so betrachtet, als wäre es der eigene, für den man eine Lösung zu finden hat während dieser wenigen Minuten, dieser Stunden oder dieser aufreibenden Tage, in denen man nach Ursachen forscht, dies und jenes in Zusammenhang zu bringen versucht, um einen vernünftigen Ausgangspunkt zum Handeln zu gewinnen. Allein das kann uns Frieden verschaffen. Wie gesagt, oftmals, wenn ich schwer angeschlagen von irgendwelchen privaten Verwicklungen, physisch und geistig erschöpft, in die Praxis gekommen war, fühlte ich mich nach zwei Stunden intensiver Hingabe an die Arbeit vollständig ausgeruht (und zwar wirklich ausgeruht) und konnte wieder lachen, als ob der Tag eben erst begonnen hätte.

Deswegen habe ich mich als Schriftsteller auch nie von meinem Arztberuf gestört gefühlt; im Gegenteil, ich habe darin stets die eigentliche Nahrung gesehen, eben das, was mir das Schreiben überhaupt ermöglicht hat. Hat der Mensch mich denn nicht interessiert? Da war es doch, dieses Ding, unmittelbar vor meinen Augen. Ich konnte es anfassen, ich konnte es riechen. Ich war es selbst, nackt, so und nicht anders, ohne eine Lüge, die sich mir selbst erzählte. Ach, ich wußte, daß es mir nur wenig Tiefschürfendes vermittelte, aber es gab mir Begriffe, Grundbegriffe, mit denen ich Dinge aussprechen konnte, so tiefschürfend, wie ich immer wollte.

Mir war bewußt, daß ich es mit einer elementaren Welt zu tun hatte, aber die Gutgläubigkeit, mit der gerade unbedarfte Menschen an diese Welt herangehen, hat mich, vor allem im Vergleich mit der Schäbigkeit der öffentlichen Sichtweise, wie sie sich in Berichten über die Welt im allgemeinen darstellt, immer in Staunen versetzt. Verglichen mit dem, was ich täglich in meiner Arztpraxis zu sehen bekomme, ist die öffentliche Meinung, die das Verhalten so vieler Menschen beeinflußt, eine sehr verkommene Angelegenheit. Ich möchte beinahe sagen, was in den meisten Fällen die Unterscheidung zwischen Heuchelei und einer befriedigenden gedanklichen Grundlage so schwierig macht, ist der Konflikt zwischen öffentlicher Meinung vom Leben meiner Patienten und dem, was sich meinen Augen darbietet.

Aber es kümmert mich nicht allzu sehr. Was die Leute sind, was sie glauben, ist mir ganz egal. Sie kommen zu mir. Ihnen gilt mein Interesse, und entweder werden sie meine Freunde oder nicht. Das ist ihre Sache. Meine Sache ist es, außer der rein physischen noch eine andere Art von Diagnose zu stellen, die sie als Individuen betrifft, und dies hat mit dem, weswegen sie meinen Rat suchen, überhaupt nichts zu tun. Das fasziniert mich. Es hat mich von Anfang an fasziniert, und zwar mehr, als mir selbst bewußt war. Denn wo ich auch sein möchte, hat sich mir jede nur denkbare Art von Individuum in irgendeiner Phase seiner Entwicklung, von der höchsten bis zu niedrigsten, zu irgendeinem Zeitpunkt offenbart. Ich bin sicher, ich habe sie alle kennengelernt. Und alle haben Beiträge zu meinen Sachen geliefert. Mögen die Erfolgreichen ihre blauen Bänder davontragen; ich habe die Erfolglosen kennengelernt, und sie waren bessere Menschen als ihre glücklicheren Brüder. Lachen kann man über sie beide, welche Macken sie auch immer anlegen. Und wenn es einem gelingt, ihnen, hohen oder niedrigen, Klarheit über sich selbst zu verschaffen, sind sie stets dankbar, erstaunt, daß jemand es fertigbringt, die innersten und geheimsten Motive eines anderen ans Licht zu bringen. Ein Schriftsteller, der das kann, hat Beachtung verdient: auf irgendeine Weise, auf welchem Weg auch immer, ist er zum Kern vorgedrungen, um sie uns ungeschminkt und in Formulierungen vorzulegen, denen wir, sosehr wir es auch versuchen mögen, am Ende nicht entkommen können. Und dann bleibt uns keine Wahl: wir müssen ihn akzeptieren und zum Helden machen.

Die tägliche Arbeit des Arztes ist ein Beobachten, Abwägen und Vergleichen von Werten, deren Bedeutung weder er noch der Patient kennen kann. Er mag gefühllos sein. Aber wenn er nicht nur ein sorgfältiger Handwerker und verständnisvoller Mann ist, sondern zusätzlich auch noch über eine gewisse – geistige Unruhe verfügt, ein rastloses Interesse… Wenn bloße Heilerfolge ihn nicht zufriedenstellen, wenn es ihm an Ehrgeiz fehlt, wenn er sich damit zufriedengibt… Wenn er unzufrieden ist und wahrscheinlich immer sein wird; mit anderen Worten, wenn er sich, ohne dies forcieren zu wollen, denn dies würde ja sein lebenslanges Beobachten nur stören, allen möglichen Beschimpfungen aussetzt! Was wird man da von ihm denken?

Halb schämt er sich, daß die Leute ihn verdächtigen, heimlich und hinterhältig die Öffentlichkeit auszuspionieren. Sie fragen ihn naiv: »Wie machen Sie das? Wie können Sie einen solchen Beruf ausüben und gleichzeitig Zeit zum Schreiben finden? Ein normaler Mensch kann das nicht. Sie müssen mindestens soviel Energie wie zwei Menschen haben.« Sie begreifen nicht, daß die eine Beschäftigung die andere ergänzt, daß es zwei Teile eines Ganzen sind, daß es überhaupt nicht zwei Berufe sind, daß das eine den Mann entspannt, während das andere ihn ermüdet. Der einzige Mensch, der in diesem Zusammenhang zu bedauern ist, ist seine Frau. Sie wird praktisch zur Einsiedlerin. Er selbst kennt nur eine Angst, nämlich die, daß man ihm die Quelle seiner Erkenntnis, den täglichen Umgang mit Menschen jeder Art, jeden Alters und jeden Zustandes eines Tages nehmen könnte. Daß man ihm auf die Schliche kommt.

Was das Schreiben selbst betrifft, so beansprucht es so gut wie keine Zeit. Wir schreiben täglich viel zuviel. Das erdrückt uns. Doch wenn wir gelegentlich das Chaos dieses ziellosen oder eigennützigen Gefasels durchschauen, wenn wir zufällig zu irgendeinem bewegenden Detail eines Lebens vordringen, findet sich immer die Zeit, ein paar Seiten herunterzuhämmern. Das Problem ist nicht, die Zeit dafür zu finden – täglich vergeuden wir etliche Stunden mit Nichtstun –, schwierig ist nur, das flüchtige Leben der Sache festzuhalten, die Worte so zu setzen, daß Klischees einer kurzen Einsicht weichen. Da liegt die Schwierigkeit. Wir können uns glücklich preisen, wenn dieser unterirdische Strom sich anzapfen läßt, wenn die geheime Quelle unseres Lebens ihr reines Wasser emporsendet. Das geschieht nur selten. Tausend Banalitäten drängen sich nach vorn, ihnen voran unsere verlogenen Sprachgebäude und Denkgewohnheiten, die uns sagen, genau *das* sei es, was »die Leute« hören wollen. Erzähl ihnen was anderes. Du willst doch ein erfolgreicher Schriftsteller sein. Solchem Geschwätz vermag die tägliche Arbeit als Arzt drastisch abzuhelfen.

Das Schreiben kann man vergessen, es ist banal. Aber wenn tagein, tagaus Patienten mit schwerer Zunge mühsam versuchen, einem ihr Innerstes zu offenbaren, oder wenn jemand, der bloß ein Furunkel am Rücken hat, so aus der Fassung gerät, daß er irgendein Geheimnis aus der mitleiderregenden Gedankenwelt einer ganzen Gesellschaftsschicht preisgibt, dann packt einen plötzlich wieder das Verlangen, von dem unterirdischen Strom zu sprechen, der da für einen Augenblick an die Oberfläche gekommen ist. Was da so flüchtig zutage tritt, ist ein bloßer Bruchteil von all dem, was die Tagespresse übersieht oder vorsätzlich unterschlägt, aber es ist so erregend, daß man einfach wieder schreiben muß. Das ständige Tasten nach dem Sinn dieses rohen Materials, das uns am Telephon oder in der Praxis dargeboten wird, bringt uns zu der Erkenntnis, daß es keine bessere Methode gibt, eine Ahnung von dem zu bekommen, was sich in der Welt abspielt.

Ab und zu nehmen wir flüchtig etwas wahr, wir spüren, daß etwas Wesentliches uns gestreift hat, etwas Außergewöhnliches – wenn zum Beispiel die lächelnde kleine Italienerin sich von uns verabschiedet hat. Für einen Augenblick sind wir wie betäubt. Was war das? Wir können es nicht benennen; wir wissen, es wird sich niemals verständlich machen lassen; die Menschen werden alle längst tot sein, bevor sie dem auch nur nahegekommen sind. Ganze Leben werden mit den enormen Begebenheiten des Alltags verbracht, ohne den großartigen Dingen, die ich täglich zu sehen bekomme, auch nur nahezukommen. Meine Patienten haben keine Ahnung, was mit ihren Männern und Kindern, ihren Frauen und Bekannten los ist. Dabei müssen wir einander gar nicht so fremd sein, wir müssen nur auf Trägheit, Gleichgültigkeit und die ewige törichte Ignoranz verzichten.

Für mich ist daher der Arztberuf gleichbedeutend mit der Jagd nach raren Stoffen, die sich jederzeit und an jedem Ort dem Blick darbieten können. So was kann überaus peinlich sein. Jeden Augenblick kann gegenseitiges Erkennen aufleuchten. Die Beziehung zwischen Arzt und Patient, würde man ihr buchstäblich folgen, könnte uns eine außerordentlich fruchtbare Welt der Phantasie eröffnen, an die wir kaum herankommen. Unnötig, Fälle zu vermehren; es ist da, es ist großartig, es erfüllt meine Gedanken, es geht bis an die fernsten Grenzen unseres Lebens.

Was hat es für einen Sinn, die altbekannten Neuigkeiten des Tages zu lesen, die tragischen Todesfälle und alltäglichen Mißstände, wenn wir über ein halbes Leben lang gewußt haben, daß all dies genau so geschehen mußte, wie es unter den Bedingungen, die es veranlassen, geschehen ist? Sie erhellen nichts. Es sind banale Lückenbüßer. Wir wissen, das Flugzeug wird abstürzen, der Zug entgleisen. Und wir wissen, warum. Niemand interessiert sich dafür, niemand kann sich dafür interessieren. Wir hören die Neuigkeit und gehen darüber hinweg, und wir tun durchaus recht daran. Es ist banal. Aber die gehetzten Neuigkeiten, die mir von den Augen irgendeines unbekannten Patienten erzählt werden, sind nicht banal. Sie sind groß: ganze gelehrte Akademien, ganze Kirchenhierarchien sind darauf gegründet und haben darauf, und auf nichts anderem, das errichtet, was sie ihre Dialektik nennen, ihre verlogene Dialektik. Dialektik ist irgendein willkürliches System, das, da alle Systeme bloße Erfindungen sind, notwendigerweise in jedem Fall eine falsche Prämisse darstellt, auf die ein geschlossenes System gebaut ist, das diejenigen, die sich darauf beschränken, vom Rest der Welt ausschließt. Alle Menschen leben so oder so mit irgendeiner Dialektik, in die sie eingeschlossen sind, sei es ein Argentinien oder ein Japan. So ist jede Gruppe eingeschränkt. Jede ist von einer dialektischen Wolke umgeben, in Einzelhaft, und aus diesem Grunde stürzen wir uns in Kriege und Egoismen der oberflächlichsten Art.

Erkennen wir nicht, daß wir sprachlos sind? Was uns scheitern läßt, ist dies: wir sind nicht in der Lage, einander mitzuteilen, wie wir in uns selbst eingeschlossen sind; diese Unfähigkeit, einander auch nur die simpelsten Dinge von Bedeutung wissen zu lassen – und ich rede von uns allen, auch den Besten –, diese Unfähigkeit also führt dazu, daß unser Leben dem eines Wurfs Katzen in einem Holzhaufen gleicht. Hier nun bekommt der Arzt, und ich meine jetzt nicht den hochdotierten Psychoanalytiker, seine Chance; die Psychoanalyse ist letztlich auch nur eine Dialektik, in der man gefangen bleibt.

Der Arzt hat die wunderbare Gelegenheit, tatsächlich Zeuge zu sein, wenn die Worte geboren werden. Ihre wahren Farben und Formen werden mitsamt den kleinen Bürden, die sie tragen, vor ihm ausgebreitet, und er genießt das Privileg, sie in ihrer unverdorbenen Neuheit in seine Obhut nehmen zu dürfen. Er sieht die Mühe, unter der sie geboren wurden, und was ihnen auszurichten bestimmt ist. Außer dem Sprecher und uns selbst ist niemand zugegen, wir sind buchstäblich die Eltern dieser Worte. Nichts kann bewegender sein.

Aber nachdem wir die ganze Skala der einfachen Bedeutungen, die man im Lauf der Jahre mitbekommt, durchlaufen haben, ändert sich langsam etwas. Wir kennen den Spielraum, innerhalb dessen wir kommunizieren können. Das Mädchen, das atemlos in meine Praxis stolpert, in ihrer Unterwäsche einen noch atmenden Säugling, und mich bittet, ihre Mutter aus dem Zimmer zu weisen; der Mann, der den Verstand verloren hat – sie alle sagen letzten Endes das gleiche. Und dann schiebt sich eine neue Bedeutung dazwischen. Denn unterhalb dieser Sprache, die wir unser Leben lang vernommen haben, bietet sich uns eine neue, eine schwerer zu verstehende Sprache an, die allen Dialektiken zugrunde liegt. Man nennt das Poesie. Es ist die letzte Phase.

Das ist es, erkennen wir, was sie jenseits all dessen, was sie gesagt haben, zu sagen versucht haben. Sie lachen (denn sind sie nicht lächerlich?); sie können sich nichts vorstellen, das sinnloser wäre (und sind sie es nicht selbst?); etwas, das aus Worten gemacht ist (haben sie nicht ihr Leben lang versucht, Worte zu gebrauchen?). Wir beginnen zu verstehen, daß der tiefere Sinn all dessen, was sie uns sagen wollen und nie haben vermitteln können, das Gedicht ist, jenes Gedicht, das nur sie mit ihrem Leben realisieren können. Niemand wird es glauben. Es ist enthalten in den Worten, wie wir sie unter allen möglichen Umständen zu hören bekommen. Es ist tatsächlich da, in dem Leben, das wir da vor uns haben, in jeder Minute, die wir ihnen zuhören – etwas ganz Außerordentliches, das nicht in unserer Phantasie existiert, sondern da ist, wirklich da. Es ist jene Substanz, die in eben den Worten verborgen ist, die uns in die Ohren kommen und aus denen wir den tieferen Sinn so sachlich herausholen müssen wie Metall aus Erz.

Das Gedicht, das jeder von ihnen uns mitzuteilen versucht, liegt in den Worten. Zumindest wird es von den Worten zur Sprache gebracht. Das ist schon immer so gewesen. Gelegentlich wird ein außerordentlicher Mensch geboren, der ein Gerücht davon aufschnappt – ein Homer, ein Villon –, und seine Nation und die Welt bewahren ihn im Gedächtnis. Ist es nicht offenkundig, warum? Der Arzt, der Tag für Tag zuhört, bekommt bei seinem Beruf auch ein wenig davon mit. Indem wir auf die kleinsten Variationen der Sprache achten, erkennen wir allmählich, daß heute, wie eh und je, die im Wust der Worte verborgene Substanz nur darauf wartet, entdeckt zu werden.

Charakteristisch für dieses Außerordentliche ist es aber, daß es sich ungern zur Schau stellen läßt, daß es schüchtern und rachsüchtig ist. Es ist kein Name, der auf dem Markt in Umlauf gebracht wird, und ebensowenig ist es etwas, das sich einfangen und von den Akademien ausbeuten läßt. Sein Gesicht ist ein besonderes Gesicht, es kann unter den unwahrscheinlichsten Masken auftreten. Von früheren Auftritten her kann man es nicht wiedererkennen – tatsächlich ist es immer ein neues Gesicht. Es weiß alles, was wir gewohnheitsmäßig beschreiben. Bei jedem Auftritt wird es ein anderes Gewand anlegen. Und es ist unser Leben. Es ist wir selbst, wir sind es in unseren kostbarsten Augenblicken, doch kann es sich zumeist nicht verständlich machen, und nur alle fünf- oder sechshundert Jahre gelingt es einem Menschen, es mit ein paar begnadeten Sätzen im Gedicht festzuhalten.

Das Gedicht entsteht aus den halbgesprochenen Worten von Patienten, wie der Arzt sie Tag für Tag zu hören bekommt. Er bemerkt es in den eigenartigen konkreten Strukturen, in denen das Leben verborgen ist. Er unterwirft sich ihm und ist bemüht, durch ausdauernde Übung eine Interpretation für seine besondere Ausdrucksweise zu finden. Da liegt das Geheimnis. Am Ende, nachdem er ein Leben lang sorgfältig zugehört hat, wird dies vielleicht der wahre Beruf des Arztes.

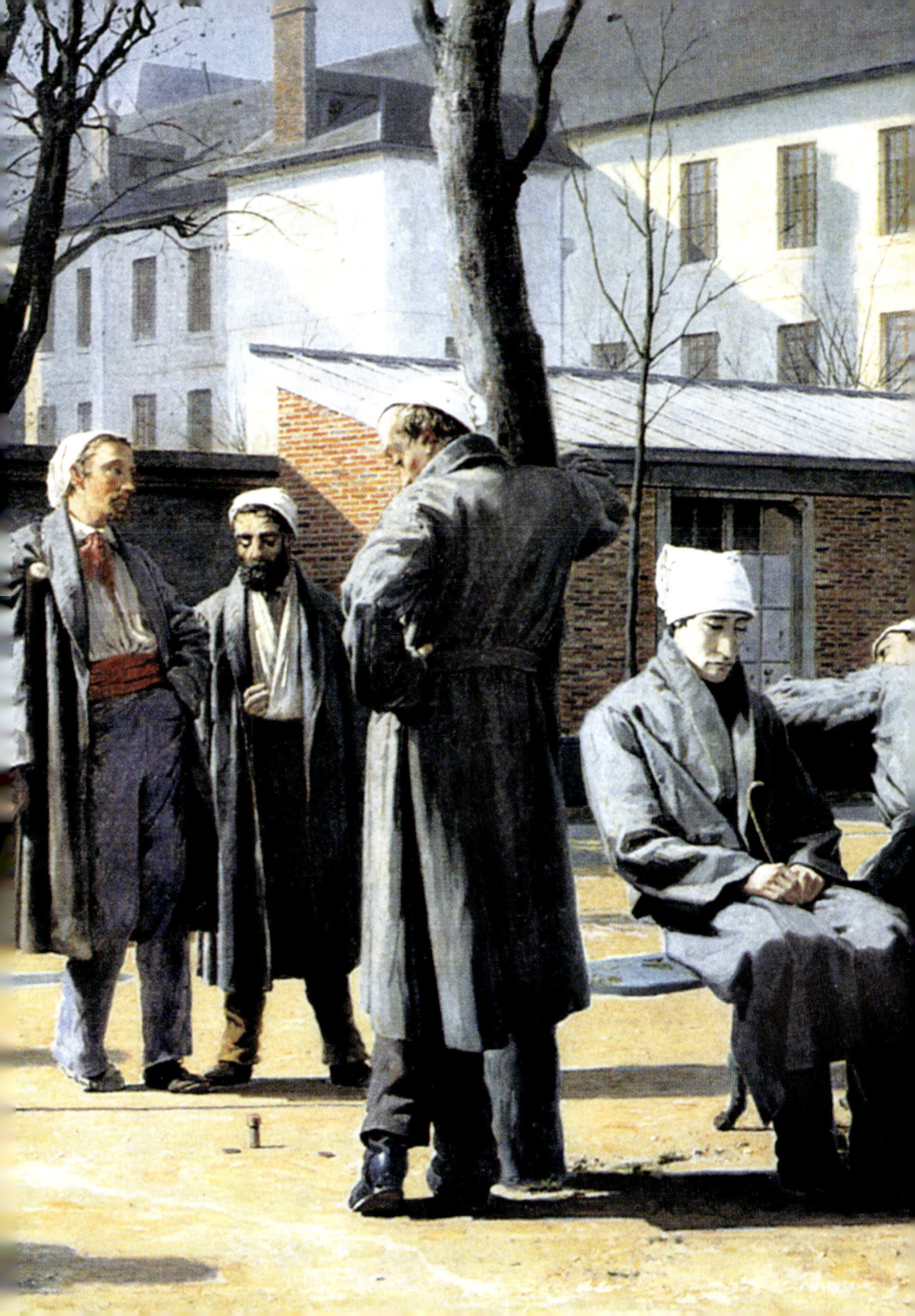

FRIEDRICH WOLF

William,

der Sportsmann, Heizer, Chirurg, Lazarettchef und fröhliche Organisator

Sein Vater, ein Apotheker aus Sewastopol, hat ihn William genannt. Sein Großvater war Mühlenarbeiter, seine Mutter Haushälterin. Aber warum heißt ein Russe aus Sewastopol William? Der riesige, vollblütige Lazarettchef zuckt die Achseln: »Fragen Sie meinen Vater! Er ist an allem schuld! Nicht bloß an mir, auch an dem Namen. Er war ein Verehrer des amerikanischen Präsidenten William Taft. Er hat mich nach ihm benannt. Sehen Sie, so ist das!«

Seine Worte knallen heraus wie aus einem Schnellfeuergeschütz. Er spricht schon wieder mit drei, vier anderen Leuten. Da geht ein junger Kommandeur zur Front. Mit den Autokolonnen muß etwas geändert werden. Da sitzt eine Feldscherin, für die angeblich hier im Lazarett keine Arbeit ist. »Keine Arbeit?! Bei uns! Na, einen Augenblick!« Es beginnt eine Telefonschlacht. Sie endet mit dem vollen Sieg Williams. William strahlt. – Transporte kommen, Verwundetenautos, Sanitätskolonnen. William rennt hinaus. – »Also, Sie wollen von mir etwas wissen? Schauen Sie sich mein Lazarett an. Ich bin ein Arzt in Reih und Glied.«

Williams Tempo macht seinem Namen alle Ehre. So stellten wir Jungen im Westen uns nach den Romanen von Cooper und Gerstäcker die Goldgräberhelden aus Colorado vor, die Pelzjäger von Alaska und die kühnen Flußpiraten des Mississippi. So erträumen wir uns die verwegenen, baumstarken Pioniere, die, aus allen Ländern der Erde kommend, das junge Amerika, die »neue Welt« aufbauten. Die Kerle hatten dies Tempo! Sie hatten diese Fäuste von der Größe eines mittleren Reisekoffers. Ihnen zu widersprechen hätte nutzlosen Selbstmord bedeutet. Sie hatten diese explosive Befehlssprache, bei der man von Glück sagen konnte, wenn man den ersten Auftrag beendet hatte, bevor schon der zweite kam. Sie wußten aus nichts alles zu machen! Unmögliches gab es nicht für diese Helden unserer Jugend in dem fernen »Wilden Westen«. Sie waren Kämpfer, »Fighters«. Sie waren erstklassige Organisatoren. Aber sie waren auch lustige, überschäumende, herzensgute Kerle. Einmal während der Unterhaltung sagt William Jefimowitsch, der zweiunddreißigjährige Chefarzt mit den Boxerhänden, zu mir: »Sehen Sie, alles, was man tut, muß man mit Freude tun, sonst hat es gar keinen Wert. Arbeiten, kämpfen, bauen, einrichten muß man mit Freude, essen muß man mit Freude, lieben und hassen. Das ist das Leben!«

Ich habe manches Stückchen dieser Erde kennengelernt, als Schiffsarzt des Norddeutschen Lloyd und als Mann der Canadian Railway auch ein bißchen den »Wilden Westen«. Aber erst hier vor Moskau, da ich William vor Kraft und Lebensfreude förmlich aus den Nähten platzen sehe, denke ich plötzlich wieder an die Helden meiner Knabenjahre, an jene freudigen Riesen, die aus allen Gefahren unversehrt hervorgehen, weil die griesgrämige graue Schicksalsgöttin, die uns mit der Schere den Lebensnerv durchschneiden möchte, soviel Lebensfreude gegenüber einfach machtlos ist.

William ist wie ein Vulkan. Er hat keine Geduld, seine Lebensgeschichte zu »erzählen«. Das bricht aus ihm von irgendwo hervor wie Feuer, Steine, Aschenregen und Zyklopisches. Mit seinem Vater stand er nicht gut. »Der Vater war ein Tyrann!« Wahrscheinlich, weil hier Stahl auf Stahl schlug, weil auch William kein weißes Schaf war. Immerhin hat des Vaters Beruf und Neigung stark auf ihn eingewirkt. Der Vater war Apotheker. Er selbst ist Arzt. Sein jüngster Bruder Militärarzt. Der andere Bruder Chemiker.

Als Sewastopoler Junge wollte er natürlich Matrose werden. Er fuhr mit einem Dampfer los. Aber man setzte ihn bald ab; er mußte wieder heim. Während der Schülerjahre interessierte ihn vor allem Rudern, Fußball, Radfahren und Botanik. »Ich wollte Arzt oder Botaniker werden. Ich liebe alles, was lebendig ist.«

1926, mit siebzehn Jahren, beendete er die Mittelschule [die Mittelschulen in der Sowjetunion entsprechen im allgemeinen dem Gymnasium oder Realgymnasium in Deutschland] und bereitete sich noch ein Jahr auf die Universität vor. 1927 legte er das Examen für die Hochschule ab. Es war das keine leichte Zeit. Er bekam von dem Vater nichts. Er wollte auch von dem Vater nichts annehmen, von niemandem! Er arbeitete, wo er gerade Arbeit fand, als Heizer, als Hafenarbeiter, Lastträger, Schlosser – er packte an, was gerade kam.

Von 1927 bis 1931 war er Student des Ersten Medizinischen Instituts der Moskauer Universität. Er hatte Anspruch auf ein Stipendium. Aber er verzichtete darauf. Nachts ging er auf Arbeit, um sich etwas zu verdienen. Tags saß er im Hörsaal, stellte im Sektionsraum seine Präparate her, beendete am Mikrotom seine Schnitte.

Er arbeitete zusammen mit einer jungen Studentin. Sie lernten sich bei der Arbeit kennen und schätzen. Sie heirateten. 1931 legten sie beide das Arztexamen ab.

Seine erste Wirkungsstätte war im Ural, in Magnitogorsk. William liebt den großen Maßstab, den »vollen Puls«. In Magnitogorsk – diesem jungen Erzgiganten des Ural – hatte er über ein zu ruhiges, gleichmäßiges Leben nicht zu klagen. Das war ein riesenhafter Aufbau mit allen Schwierigkeiten, Zehntausende russischer Landarbeiter wurden hier im Stoßtempo zu Industriearbeitern. Aus gewaltigen Zelt- und Barackenlagern erstand im Handumdrehen eine neue Stadt. Die Menschen verstanden noch nicht, was Hygiene bei solchen Massenansammlungen bedeutet. Die Betriebs- und Wohnungshygiene mußte organisiert werden. Die Menschen mußten belehrt werden. Die Freizeit mußte organisiert werden. Kulturpark, Sportplätze, Kinderkrippen, Bibliotheken, Musikhallen, Lichtspielbühnen und Theaterräume, Radausflüge, Skifahrten, Langstreckenläufe. Und schließlich das Krankenhaus selbst. Die Chirurgische Station. Die Bakteriologische Abteilung. Die Ausbildung des Sanitätspersonals. Seine eigene Weiterbildung in der Chirurgie. Der tägliche klinische Dienst. Zudem: das Klima war nicht gerade angenehm. Fast drei Viertel des Jahres war es ziemlich rauh und kalt im Ural. Man wohnte in Baracken. Seine Frau mit dem kleinen Sohn zog nach einem klimatisch milderen Ort.

William selbst blieb. Es war sein Auftrag. Es war auch seine Vorliebe für das stürmische Tempo der Arbeit, für das Ausmaß der Arbeit, für den riesigen Maßstab, für den Aufbau, für den Ural. Magnitogorsk entsprach seiner eigenen Natur. Er hat sich dort wohl bewährt. Er wurde ordinierender Arzt der chirurgischen Abteilung. Er blieb dabei der passionierte Boxer und Fußballspieler, der Organisator auf allen Gebieten. Es gab damals noch beim Bau der neuen Industrie- und Wohnzentren die »Subbotniki«. Freiwillig half man an dem freien Tag der Woche bei Schulbauten, Krankenhausbauten, man schleppte Steine, verrichtete Erdarbeiten. William, der ordinierende Chirurg, forderte an einem solchen Subbotnik drei seiner Kollegen zu einem Wettkampf heraus. Bei Erdarbeiten und beim Steineschleppen hätte er sie sowieso an die Wand gedrückt. Man wählte das Entleeren der Autos, die mit Weißkohl gekommen waren. Es war ein lustiger Wettkampf. William entlud allein zwei schwere Lastautos mit Kohl während der Zeit, in der zwei seiner Kollegen von nur einem Auto den Kohl herunterwarfen. »Freude muß es machen, das ist die Hauptsache!« Das Boxen, die Chirurgie, das Einrichten einer Station, auch das Kohlabladen!

Dann wurde er in die größte Sowjetwirtschaft des Urals geschickt, auf das Staatsgut »Gigant«. Das hatte seine guten Gründe. Auf medizinischem Gebiet klappte im »Gigant« vieles nicht. Es gab da manche »Durchbrüche«. Das Krankenhaus war nicht warm, nicht sauber genug, war ohne rechte Beleuchtung. William sah sich die Sache an. Dann fuhr er dazwischen. Er war ganze vierundzwanzig Jahre alt. Er mistete aus. Überall griff er selbst mit an. Er hatte ja als Schlosser gearbeitet, als Heizungsinstallateur. Ihm konnte da keiner etwas vormachen. Der Chirurg und Krankenhauschef handhabte das Sauerstoffgebläse, das Löteisen und die Schraubenschlüssel. »Es macht mir Spaß, immer selbst Hand anzulegen, selbst etwas auszuführen. Ohne Bauen ist das Leben langweilig.«

Das Krankenhaus wurde erstklassig. William bekam seine erste Prämie. Er war sehr stolz darauf.

»Ich denke gern an diese erste Prämie zurück; wer denkt nicht gern an seine erste Liebe?«

1933 bis 1934 diente er als Bataillonsarzt in der Armee. Dann ging er wieder zurück zu seinem alten Krankenhaus, nach Magnitogorsk. Aber man kommandierte ihm wieder ab, dorthin, wo es »irgendwas einzurenken gab«. Da war im Süden eine Epidemie abzudämmen – William wurde hingeschickt. Da mußte im Ural ein neues Krankenhaus eingerichtet werden – William wurde hingeschickt. Wo er konnte, suchte er sich vor allem in der Chirurgie zu vervollkommnen.

Im März 1938 ruft man ihm zum Leiter des Sanitätsdienstes der Roten Armee: ob er zum militärärztlichen Dienst übergehen wolle? Er sagt sofort zu. »Es war eine Ehre für mich.« – Er wurde Regimentsarzt in Kuibyschew (dem früheren Samara). Dort arbeitete er als Militärarzt, als Chirurg. Aber nebenbei mußte er organisieren. Er schuf den Plan zu einem Stadion. Er bekam die Genehmigung. Er begann zu bauen. Es wurde ein erstklassiges Stadion für die Armee. Aber was nützt ihm ein Stadion, wenn er dort nicht als Sportsmann selbst Höchstleistungen vollbringt? Er begann seine Kollegen zu trainieren. »Ich wollte, daß man uns Ärzte genauso hoch einschätzt wie die Artilleristen!« Er selbst unterzog sich dem Training neben seiner Arzttätigkeit. Er war Kapitän des Fußballkommandos des Regiments. Er war ein guter Langstreckenläufer, ein guter Radfahrer, ein Schwimmer und Ruderer. Er bestritt viele Wettbewerbe. »Wenn ich mich so ausarbeitete, war mir am wohlsten.«

Nach Kuibyschew ließ er auch seine Frau und seinen kleinen Sohn kommen. Es war eine glückliche Zeit, dieses Jahr an der Wolga.

1939 wurde er Divisionsarzt, 1941 Korpsarzt. Mit zweiunddreißig Jahren! Offenbar schätzte man in ihm den Arzt, den Organisator, den Enthusiasten der Arbeit. Im Frühjahr 1941 wurde er als Korpsarzt eines Schützenkorps nach Sibirien kommandiert.

Dort blieb er zwei Monate.

Dann kam der Krieg.

Am 1. Juli 1941 ging er mit seiner Truppe zur Front und wurde Chef des Sanitätsdienstes einer Armeegruppe. Es war keine leichte Zeit, diese ersten Monate. Aus Bjelorußland, aus Litauen, aus Lettland kamen die evakuierten Lazarette, kamen die großen Verwundetentransporte; es mußten Orte und Möglichkeiten für die Neuorganisation der Feldlazarette gefunden werden. Dabei war die Front sehr labil. Die Chausseen und die Eisenbahnen waren mit Truppen- und Munitionstransporten überlastet. Die deutschen Flieger nahmen keinerlei Rücksicht auf das Rote Kreuz; damit tauchte auch noch die Frage des Lazarettschutzes gegen Bomber und Fallschirmjäger auf. William wurde jetzt vom Dienst bei der Fronttruppe zur Organisierung der Feldlazarette kommandiert. Er hatte ein neues Lazarett an der Zentralfront einzurichten, zum Teil aus Beständen der aus Litauen und Lettland evakuierten Hospitäler. Er wurde der Chef eines solchen Lazaretts. Es gab da Hunderte Aufgaben, die sofort gelöst werden mußten. Man konnte oft nicht mit Glacéhandschuhen anfassen. Alles aber geschah zum besten der Verwundeten.

Bei Jelnja erteilt er den Befehl, das Lazarett »unter der Erde verschwinden zu lassen«. Es wurden bombensichere unterirdische Aufnahmeräume, Liegeplätze, ja Operationsräume geschaffen. Alles mußte mit Hand anlegen. Vor allem nachts wurde geschippt. Dabei war William natürlich Vorarbeiter. Er selbst schippte und stellte die »Tagesnorm« auf, das heißt eigentlich die »Nachtnorm«. Tags wurden sie dauernd von den »Heinkel« und »Junkers« besucht. Anfangs breiteten sie noch große weiße Tücher mit dem Roten Kreuz aus. »Aber gerade nach diesen orientierten sich die Banditen!«

Im September mußte das Feldlazarett nach Wjasma. Sie markierten deutlich überall das Rote Kreuz, sogar an dem Schornstein einer zerschossenen Fabrik. Es half nichts. Die Stukas stürzten sich grade darauf.

»Wir hatten sechs Tote und dreizehn Verwundete unseres Personals und der Belegschaft. Aber das hinderte unsre Arbeit nur vorübergehend. Wir arbeiteten Tag und Nacht. Man mußte wirklich gute Nerven haben. Wir haben auch deutsche Verwundete behandelt, verwundete deutsche Flieger sogar, ganz junge Kerle. Machen die sich denn überhaupt keine Gedanken? Wie ist überhaupt so eine Figur wie dieser Hitler nur möglich? So ein Unmensch! Wie ertragen bloß die Deutschen selbst solch einen Blutsäufer?«

»Die alte, leider zu berechtigte Frage«, antwortete ich. »Aber langsam beginnt jetzt der Widerstand. Die deutschen Nazizeitungen selbst berichten von einer Anzahl Todesurteile gegen Deutsche wegen Sabotage, wegen Landesverrats... die ersten Anzeichen einer Freiheitsbewegung.«

»Zu langsam geht das!«

Kann man ihm unrecht geben?

»Immer wieder frage ich mich«, so fährt er fort, »hat dieses Volk mit einer ehemals so großen Kultur, dieses Volk, das sich selbst »das Volk der Dichter und Denker« nannte, völlig das selbständige Denken verlernt? Ja, die Deutschen verstehen es, mit den Waffen umzugehen. Aber dabei haben sie verlernt, die schärfste Waffe zu gebrauchen: ihren Kopf, ihr Gehirn! Sie haben vergessen, daß gerade zum Denken der größte Mut gehört. Über eine Sache richtig nachzudenken, dazu gehört oft ein größerer Mut, als gegen eine Maschinengewehrstellung anzurennen.«

»Das deutsche Volk hat noch nicht sein letztes Wort gesprochen«, sage ich.

Er schaut mich an und meint: »Nun, das hoffen wir auch.«

Am 6. Oktober wurde das Lazarett evakuiert. Unterwegs lagen sie wieder unter den Bomben und dem MG-Feuer der deutschen Flieger. In ihrem Lazarettzug verbrannten zwei Wagen. Williams Lazarett erhielt schließlich einen großen Komplex bei Moskau zugewiesen. Es ist wohl das größte Feldlazarett in der Nähe der Hauptstadt. »Wie wir hier arbeiten, sehen Sie ja! Wir können vor Arbeit nicht aus den Augen schauen! Es ist hier ein gutes Lazarett geworden. Wir haben viele Auszeichnungen für medizinische Leistungen und auch für Tapferkeit erhalten. Hier läßt es sich vorzüglich arbeiten. Moskau mit allen seinen Hilfsmitteln ist nah. Aber unser aller Wunsch ist, bald wieder nach Wjasma und noch weiter nach Westen zu übersiedeln.«

Es kommen Ordonnanzen und Ärzte.

»Entschuldigen Sie!« Er rennt hinaus.

Als er wiederkommt, will ich mich verabschieden. Er drückt mich auf den Stuhl: »Einen Moment! Ich lasse Sie zur Stadt zurückfahren. In einem deutschen Mercedes! Ihnen zu Ehren! Den haben unsre Rotarmisten einem deutschen Stab abgenommen! Na, Sie werden ja sehen!« Er lächelt verschmitzt.

Ich frage ihn, ob er Zeit habe zum Lesen, ob er früher viel gelesen habe?

»Sehen Sie, das haben wir hier ganz vergessen! Das war auch ein Lieblingssport von mir! Aus Sibirien habe ich sogar meine Bibliothek mitgebracht, fast achthundert Bücher! Nun, die sind inzwischen ein bißchen im Lande verstreut worden. Schadet nichts. Ich werde sie schon wiederbekommen. Meine Lieblingsbücher? Ich sage es offen: Gedichte? Nein. Aber Jack London, Dreiser, dann auch die Reportagen über den Spanischen Krieg. Und unsere Klassiker: Tolstoi, Gorki, Puschkin; auch Scholochow. Man muß in den Büchern das Leben spüren. Das scheint mir das wichtigste.«

Seine schweren, starken Hände schrauben am Knopf des Briefbeschwerers. Er steht immer wieder auf, lüftet den Stuhl, geht zur Landkarte, schiebt die verschiedenen Gegenstände auf dem Tisch zurecht. Das alles hier in dem Kabinett ist zu klein im Maßstab. Wenn William spricht, denkt er einen Augenblick nach, schaut über einen hinweg, gleichsam ins Weite; dann sagt er, was er zu sagen hat.

Kraft, Arbeitsdrang, Lebensfreude!

Die Ordonnanz meldet den Wagen.

Er begleitet uns bis zur Wache. »Also fahren Sie jetzt mal wieder in einem deutschen Wagen!« Er drückt mir lachend die Hand. »Übrigens, diese deutschen Mercedes sind nicht schlecht, besonders wenn wir selbst drin fahren! Auf Wiedersehen!«

Es war tatsächlich ein kleiner Mercedes-Benz – die Wände aus dünnem Panzerstahl und am Hintersitz ein feuerfester Kasten für die Stabsdokumente, ein erbeuteter Stabswagen der Hitlerarmee –, mit dem wir nach Moskau zurückfuhren.

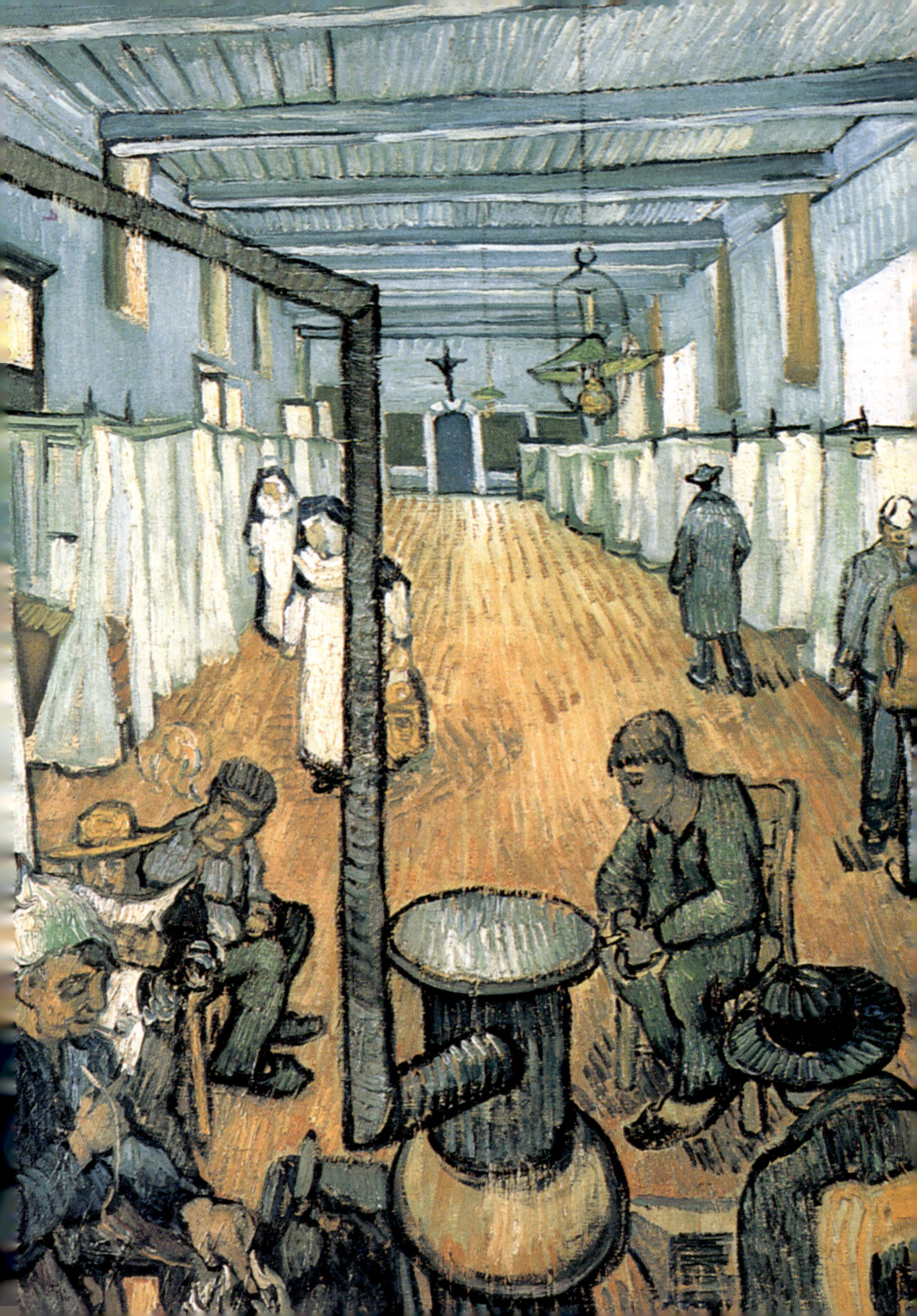

FRIEDRICH WOLF

»Mutter . . .«

Es war im Februar 1943, einem klirrendkalten Tag bei vierzig Grad unter Null, in einem winzigen Dörfchen bei Starobeltz in der eisigen Wintersteppe westlich des Don, als die Rotarmisten der Division, mit der ich auf kleinen Schlitten fuhr, mir wieder einmal zuriefen: »Doktor, geh da in die Hütte, da ist Arbeit für dich!«

Ich ließ den Schlitten halten und ging mit zwei Kameraden der sibirischen Schützendivision über den glitzernden knirschenden Morgenschnee in eine der wenigen nicht verbrannten Bauernhütten. Dort standen neben einer alten Bäuerin zwei junge deutsche Soldaten; ihre Augen schauten ängstlich aus den Schneehauben hervor. Auf der breiten Ofenbank lag ein dritter sehr junger Landser, der leise stöhnte. Die deutschen Soldaten, die an der Wand standen und an Brocken dunklen russischen Brotes kauten, waren recht erstaunt, wie ich sie in ihrer Heimatsprache anredete. Sie erklärten mir, daß man sie als vorgeschobenen Horchposten beim fluchtartigen Rückzug glatt vergessen habe. Nun seien sie fünf Tage lang in der Wintersteppe umhergeirrt. Nachts hätten sie sich Schneelöcher gegraben, so gut es ging.

»Und weshalb habt ihr euch nicht gefangen gegeben?«

Schweigen. Sie schauen einander an.

»Nun, ich weiß schon.«

»Ja, Herr… man sagte, der Russe legt jeden Gefangenen um.«

»Wer sagt das?«

»Der Divisionsbefehl. Alle.«

»Und was sagt ihr dazu?«

Wieder Schweigen. Die beiden jungen Hitlersoldaten steckten verlegen das russische Brot in die Manteltasche. Ich selbst habe jetzt weder Lust noch Zeit, mich mit diesem Goebbelsschwindel, der so vielen deutschen Soldaten das Leben kostete, länger zu befassen. Draußen zieht die Division weiter. Die Glöckchen der Schlittenpferde klingeln auf der Straße in allen Tonlagen. Dazu das Schnaufen der trabenden Pferde.

Kommandorufe.

Aber da liegt der deutsche Soldat, zu dem man mich holte.

»Was ist mit ihm?«

»Der Fuß!«

»Erfroren?«

»Ja. Er konnte nicht mehr mit, hatte schreckliche Schmerzen. Deshalb sind wir ja auch ins Dorf gegangen. Wir wollten ihn nicht erfrieren lassen.«

»Nun gut, helft mal!«

Wir ziehen dem jungen Landser den Mantel aus. Bei jedem leisen Ruck macht er Abwehrbewegungen nach dem Fuß. »Langsam, Kameraden, langsam!« Er stöhnt hemmungslos. Sein blasses Knabengesicht wechselt plötzlich die Farbe – er schaut mich flehentlich an, sucht meine Hände von seinem rechten Stiefel fernzuhalten: »Bitte nicht…«

»Ich bin Arzt, sei vernünftig!«

Der junge Hitlersoldat hat Infanteriestiefel an, die kurzen »Ofenrohre«, wie wir im ersten Weltkrieg sagten, die im Westen ganz brauchbar gegen Regen und Schlamm sind, die aber in einem russischen Winterfeldzug bei vierzig Grad unter Null sich als eine furchtbare Eisquetsche auswirken mußten. Natürlich war es ganz unmöglich, das Zeug mit dem tagelang zusammengepappten Fußlappen herunter zu bekommen. Bei jedem etwas gewaltsamen Versuch schrie der Soldat auf.

Die alte ukrainische Bäuerin ist zu uns getreten. Sie faßt mich am Arm: »Was machst du mit ihm? Weshalb quälst du ihn?«

Ich blicke in ihr faltiges Gesicht. Unter ihrem Kopftuch quillt das weißgraue Haar hervor. In ihren Augen stehen Tränen. »Siehst du denn nicht, wie blaß er ist?«

Eine Sekunde horche ich nach draußen auf das Hufgeklapper und Geschnaufe der Pferde. Vielleicht fährt mein Schlitten jetzt weg? Wie komme ich dann nach? Ich wende mich zur Bäuerin: »Schnell eine Schere oder ein Messer!« Und wie ich ihr erschrockenes Gesicht sehe: »Ich muß den Stiefel aufschneiden! Schnell!«

»Hier!«meint neben mir einer der Rotarmisten und klappt ein großes Taschenmesser auf. Ich beginne vorsichtig den rechten Stiefelschaft in der Naht aufzutrennen; es ist keine leichte Arbeit. Die Rotarmisten, die den Zweck des Ganzen noch nicht recht einsehen, lösen mich ab. Der junge deutsche Soldat stöhnt. Seine Kameraden reden leise auf ihn ein; aber er läßt sich nicht abhalten zu knurren und zu stöhnen. Einmal verstehe ich die Worte: »So ein Schwindel…«

Ich habe keine Zeit zu fragen, was er meint. Es ist wirklich nicht einfach, das harte Leder – selbst in der Naht – mit dem Taschenmesser loszutrennen und den vor Schmerz sich bäumenden Soldaten dabei nicht zu verletzen. Wie ich einmal aufschaue, bemerke ich, wie die alte Bäuerin sich hinter den jungen deutschen Soldaten gesetzt und seinen Kopf mit ihren großen faltigen Händen an ihre Brust gepreßt hat; dabei sagt sie: »Still, mein Kleiner! Was hast du denn, mein Junge?« – mit jenen zärtlichen russischen Worten, mit denen man einen kleinen Knaben beschwichtigt.

Der Stiefel gibt nach. Wir sind mit unserer Schneiderei auch schon ganz unten am Fuß angelangt. Ich rucke das Leder noch ein paarmal leicht hin und her, dann ziehe ich es herunter. Ein furchtbarer, nach Verwesung riechender Gestank! Und dann der Anblick!

Vor mir bewegt sich ein richtiges Fußskelett: blanke Knochen und weiße Sehnen. Das faule Fleisch und die verweste Haut stecken im Stiefel.

Totenstille ist in der Stube.

Ich schaue auf, selbst unfähig, ein Wort zu sagen.

Alle starren auf das weiße Skelett, auch der junge Soldat, dem am lebenden Leibe dies Attribut des Knochenmannes anhängt. Er beginnt zu weinen, zu wimmern, zu heulen wie ein geprügelter Hund. Die Bäuerin legt ihre Hand auf seinen Mund. Doch er bäumt sich und heult weiter. Seine Kameraden und die Rotarmisten springen hinzu. Doch die Bäuerin fährt sie an: »Weg da! Laßt mich!«

Und sie hält den jungen deutschen Soldaten weiter fest in ihren Armen.

Der ist jetzt kreideweiß im Gesicht, seine Glieder entspannen sich, sein Kopf sinkt an die Schulter der alten Bäuerin. »Mutter, Mutter...«, stöhnt er und fällt in Ohnmacht.

Es ist klar, der Fuß muß möglichst schnell amputiert werden, vielleicht sogar ein Teil des Unterschenkels. Ich nehme den immer noch Bewußtlosen auf meinen Schlitten. Dann fahren wir los. Abends erreichen wir ein Feldlazarett, das in einer Schule aufgeschlagen ist. In allen Gängen liegen Verwundete. Azetylenlampen schwelen und fauchen am Fußboden. Natürlich ist die chirurgische Abteilung überfüllt. Doch der leitende Arzt gewährt mir die dringende Aufnahme meines Patienten, des deutschen Soldaten.

Nachdem man ihm die Uniform ausgezogen und ein reines russisches Hemd angezogen hat, fällt der deutsche Soldat nicht weiter auf. Ich selbst gehe im Arztmantel zum Operationssaal. Ich habe nicht viel Zeit, da ich noch in der Nacht unbedingt wieder den Anschluß an die Division gewinnen muß. Zum Glück finde ich eine Kollegin, die für meinen Fall sofort Verständnis zeigt. Wer im Krieg während der Kampfhandlungen jemals als Arzt auf einer chirurgischen Station tätig war, weiß das zu schätzen.

Meine Kollegin, eine ältere Chirurgin, hat jenes Gesicht, wie wir es gerade bei älteren russischen Frauen oft finden, ganz gleich ob sie eine bejahrte Bäuerin vom Dorf, eine Arbeiterin aus dem Industriezentrum oder eine Frau der alten Intelligenz ist – es ist jenes breite, gute, mütterliche Gesicht, das viel Leid erlebt hat und mit dem Leid aller Kreatur mitempfindet.

Diese russische Chirurgin geht sogleich mit mir. Sie wickelt das Leinen, das die alte ukrainische Bäuerin uns gegeben hat, ab und stellt fest, was zu tun ist: Amputation oberhalb des Fußgelenkes.

Wie ich dem jungen deutschen Soldaten dies mitteile, schaut er mich entsetzt an. Ich erkläre ihm, daß jeder Tag, jede Stunde die Sache nur verschlimmere, daß ich selbst – wenn er sich schnell entscheide – während der Operation bei ihm bleiben werde.

Er gibt mir die Hand und nickt.

Die alte Chirurgin bereitet sich zur Operation vor. Ich assistiere ihr. Während wir uns noch waschen, spricht sie nach Art älterer Leute vor sich hin; ich höre einzelne Wortfetzen, von denen einer dem der alten Bäuerin gleicht: »So ein Kleiner, so ein Junge...« Das weiche, gedehnte russische »Maltschik«hat einen besonders zärtlichen Klang. »Muß denn das alles sein?«

Vielleicht täusche ich mich – doch wie die Ärztin die Knochensäge schon in der Hand hält, scheint es mir, als zögere sie einen Augenblick. Jedenfalls läßt sie die Narkosenmaske noch einmal kurz abnehmen, blickt nachdenklich in das nun gerötete Jungengesicht des deutschen Soldaten und fragt: »Ist die Atmung gut?«

Dann führt sie die Operation zu Ende.

Wir waschen uns wieder. Die alte Ärztin kennt mich als Schriftsteller. »Sagen Sie, lieber Kollege, haben Sie nicht ab und zu Lust, wieder Arzt zu sein?« fragt sie mich. Sie hat ihr gutes, faltiges, etwas übermüdetes Gesicht mir zugekehrt. Unter dem weißen Kopftuch quellen ein paar weißgraue Strähnen hervor. Wo habe ich dieses Gesicht doch schon gesehen?

Der deutsche Soldat auf dem Operationstisch wird unruhig. Er beginnt, aus der Narkose zu erwachen. Die alte Ärztin tritt jetzt hinter ihn und nimmt seinen Kopf hoch, indem sie mit ihren Händen seinen Unterkiefer vorschiebt, damit er leichter atmen kann.

Der Soldat stöhnt auf, ohne die Augen zu öffnen; er streckt sich, wobei er den Kopf an die Brust der alten russischen Ärztin preßt. Dabei murmelt er halberwachend immer ein Wort, erst kaum vernehmbar; aber dann ist es das Wort, das ich in den letzten zwölf Stunden jetzt zum zweitenmal von dem Soldaten höre; es ist das Wort »Mutter...«

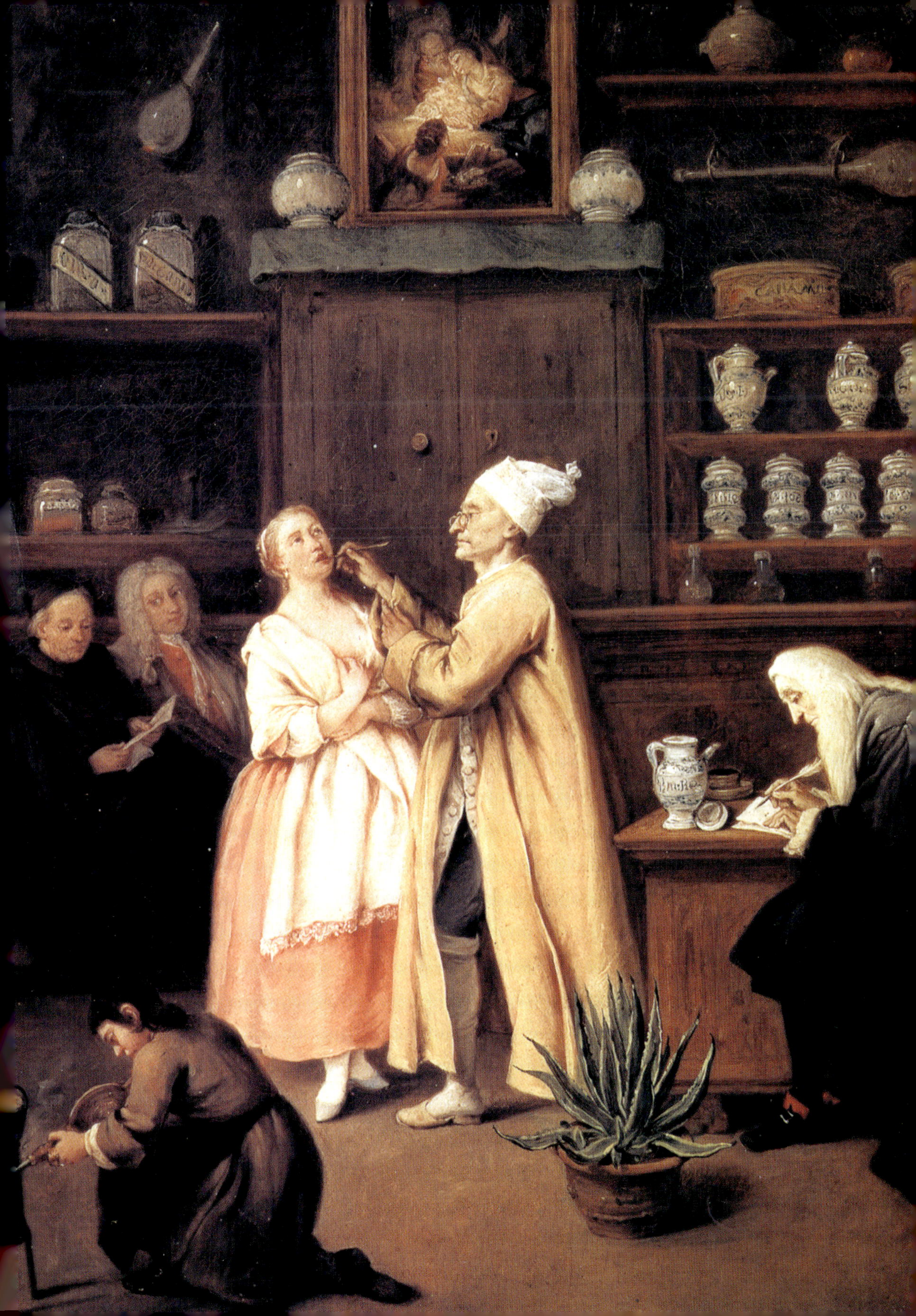

Nachwort

»Sie raten mir, nicht zwei Hasen nachzujagen und nicht mehr an die praktische Medizin zu denken. Ich weiß nicht, warum ich nicht zwei Hasen nachjagen sollte – im buchstäblichen Sinn dieser Worte. Wer Treiber hat, kann jagen. Treiber habe ich, aller Wahrscheinlichkeit nach, keine (jetzt im übertragenen Sinne), aber ich habe ein besseres und zufriedeneres Gefühl, wenn ich mir vor Augen halte, daß ich zwei Berufe habe, nicht nur einen... Die Medizin ist meine gesetzliche Ehefrau, die Literatur meine Geliebte. Wenn mir die eine auf die Nerven fällt, nächtige ich bei der anderen. Das ist meinetwegen unanständig, aber dafür nicht langweilig. Und darum verlieren auch beide nicht durch meinen Treuebruch. Hätte ich nicht meine Medizin, so würde ich in meinen Mußestunden meine überflüssigen Gedanken wohl kaum der Literatur widmen.« (Anton Čechov an A. S. Suvorin am 11. September 1888, zit. nach: Peter Urban, Čechov Chronik, Diogenes Verlag, 1981.)

Obwohl Anton Čechov, als er diesen Brief an seinen Verleger schrieb, noch über keine eigenen Erfahrungen mit gesetzlichen Ehefrauen verfügte – er heiratete die Schauspielerin Olga Leonardovna Knipper erst 1901 –, ist sein Bild für die Ausübung des Doppelberufes »Arzt und Schriftsteller« doch ein überzeugendes und trifft für die meisten der schreibenden Ärzte wohl auch zu. Es schließt allerdings den weiblichen Teil der Ärzteschaft aus. Was an dieser Stelle erlaubt sein sollte, weil – zumindest mir – keine Ärztin bekannt ist, die zugleich den Beruf der Schriftstellerin ausgeübt hat.

Ehefrau und Geliebte, das heißt auf der einen Seite: Alltag und Pflicht, auf der anderen Eros und Leidenschaft. Doch welcher Ehemann hält diese strikte Trennung der Gefühle schon durch? Das gleiche gilt für die Ärzte, die sich pflichtbewußt und aufopferungsvoll ihren Patienten und der Wissenschaft gewidmet, aber in jeder freien Minute geschrieben und gedichtet haben. Das Verhältnis zur leidenschaftlich geliebten Literatur blieb natürlich nicht frei von profanen Alltäglichkeiten und Enttäuschungen. Hans Carossa notierte 1912 in seinem Tagebuch: »Wenn mir nur das Hausieren mit einem Manuskript nicht so entsetzlich wäre.« William Carlos Williams ließ seinen ersten Gedichtband, weil er keinen Verleger fand, auf eigene Kosten drucken. Alfred Döblin schrieb: »Ich bin Arzt und habe eine große Abneigung gegen Literatur.«

Nun haben viele Ärzte, um von der großen Verantwortung, der physischen und psychischen Belastung ihres Berufes auszuspannen, geschrieben. Sie haben es nicht ohne Anspruch getan, doch ohne den Anspruch, ein Dichter zu sein.

Für die in dieser Anthologie versammelten Ärzte war der Beruf des Schriftstellers genauso existenziell wie der des Mediziners, einige, wie zum Beispiel Michail Bulgakow, Arthur Conan Doyle oder Arthur Schnitzler haben allerdings ihre »Ehefrauen« zugunsten der »Geliebten« früher oder später verlassen. Andere wie Gottfried Benn, Justinus Kerner oder William Carlos Williams haben fast bis zu ihrem Lebensende praktiziert und gedichtet. Die jüdischen Ärzte Ernst Weiß, Friedrich Wolf und Alfred Döblin, die 1933 emigrierten, konnten ihren Beruf weder im Hitler-Deutschland noch im Ausland ausüben. Ernst Weiß hat in seinem erst posthum veröffentlichten Roman »Der Augenzeuge« die Geschichte eines Arztes erzählt, der gegen Ende des Ersten Weltkrieges einen Kriegsblinden behandelt. Es ist der von Schlaflosigkeit und Alpträumen zermürbte Gefreite Adolf Hitler. Der Arzt heilt seinen Patienten. Später aber stellt er sich oft die Frage, ob er ihn hätte heilen sollen, ja hätte heilen dürfen. Der Arzt ist kein Jude, doch er ist mit einer Jüdin verheiratet. Außerdem hat er die Krankenakte »A. H.« zu seinen privaten Unterlagen genommen.

Verfolgt von den Nazis flieht das Ehepaar in die Schweiz, dann nach Paris. Der Arzt wird Tellerwäscher.

»Der Augenzeuge« ist keine Autobiographie, es ist ein großartiger Roman, in den viele persönliche Erfahrungen eingegangen sind. Weiß hat ihn in seinem Pariser Exil in den Jahren 1938/39 geschrieben. Er konnte nach seiner Emigration weder mit dem Beruf des Arztes noch mit dem des Schriftstellers seinen Lebensunterhalt verdienen. Wie auch Döblin und Wolf wurde er von Freunden und Kollegen unterstützt.

Arthur Conan Doyle ist der einzige unter den aufgenommenen Autoren, der seine ärztliche Tätigkeit beendete, weil seine Praxis so wenig abwarf, daß es wohl nicht einmal zu einem bescheidenen Leben ausgereicht hat. Natürlich fragt man sich, ob es nicht auch an seiner fachlichen Kompetenz gelegen haben könnte, daß die Patienten so hartnäckig ausblieben.

Doyles Sherlock-Holmes-Geschichte fällt als untypisch auf in dieser Sammlung, die thematisch sehr stark auf den Beruf und die Berufung des Arztes bezogen ist. Vielleicht sollte man sie gerade deshalb im Wartezimmer eines Arztes lesen. Die Stunden, die man dort sonst gelangweilt mit der Lektüre alter Zeitungen und Zeitschriften verbringt, werden mit dem »Mazarin-Stein« wie im Fluge vergehen.

Ausschlaggebend für die Auswahl der Autoren war nicht nur der ausgeübte Doppelberuf und die literarische Qualität ihrer Werke, sondern auch das Vorhandensein abgeschlossener Texte. Auf Auszüge aus längeren Erzählungen und Romanen wurde verzichtet. Es schien mir thematisch nicht sinnvoll und wenig lesefreundlich, zum Beispiel Passagen aus A. J. Cronins Arztromanen, aus Rabelais' »Gargantua und Pantagruel« oder aus dem Werk Célines herauszulösen. Der »Struwwelpeter« des Frankfurter Nervenarztes Heinrich Hoffmann muß nicht in dieser Anthologie nachgedruckt werden, und die »Humoristischen Studien« und Gedichte, die Hoffmann ansonsten verfaßt hat, sind nicht so überzeugend, daß man sie der Öffentlichkeit wieder zugänglich machen müßte. Der Augenarzt Heinrich Jung-Stilling, von Goethe hochgeschätzt (»... besonders erzählte er seine Lebensgeschichte auf das anmutigste, und wußte dem Zuhörer alle Zustände deutlich und lebendig zu vergegenwärtigen...«), schrieb wenig über seine ärztliche Tätigkeit, dafür um so mehr über religiöse Erbauung. Die erschütternden Geschichten des polnischen Kinderarztes Janusz Korczak, der sich weigerte, seine von der SS abgeholten Waisenhauskinder zu verlassen und 1942 mit ihnen zusammen in das Vernichtungslager Treblinka gebracht wurde, finden sich nicht in dieser Sammlung, weil sie nicht einzeln, sondern immer im Zusammenhang gelesen werden sollten.

Gerne hätte ich – um noch zwei Beispiele aus der Gegenwartsliteratur anzuführen – Texte des portugiesischen Schriftstellers und Arztes Antonio Lobo Antunes oder des Schweizer Romanciers und Psychiaters Ernst Augustin aufgenommen. Doch auch in diesen beiden Fällen hätten es nur Auszüge aus Romanen sein können.

Nun soll dies auch keine Anthologie sein, die literaturwissenschaftlich, mehr oder weniger vollständig, ein bestimmtes Genre dokumentiert. Diese Sammlung mit Texten von zwölf Schriftstellern, die zugleich Mediziner waren, ist ein Lesebuch, das vor allem etwas über den Beruf des Arztes erzählt. Dieser Beruf erfordert größte Nähe und größte Distanz. Eine Vorgabe im übrigen, die jeder gute Schriftsteller auch für seinen Beruf reklamieren wird. Nur kann der Schriftsteller – schreibend – über Leben und Tod verfügen, ohne direkt in der existenziellen Verantwortung zu stehen.

Gottfried Benn resümierte einmal, daß ihm sein Leben ohne die Medizin und Biologie undenkbar erscheine, sie habe ihn »Kälte des Denkens, Nüchternheit, letzte Schärfe des Begriffs, Bereithalten und Belegen für jedes Urteil, unerbittliche Kritik, Selbstkritik, mit einem Wort: die schöpferische Seite des Objektiven« gelehrt. Benns erste Gedichte, erschienen 1912 unter dem Titel »Morgue«, entstanden quasi unter dem Seziermesser.

»Als ich die Morgue schrieb, mit der ich begann und die später in so viele Sprachen übersetzt wurde, war es abends, ich wohnte im Nordwesten von Berlin und hatte im Moabiter Krankenhaus einen Sektionskurs gehabt. Es war ein Zyklus von sechs Gedichten, die alle in der gleichen Stunde aufstiegen, sich heraufwarfen, da waren...«

Diese Gedichte, wie auch die kurz darauf geschriebenen Rönne-Erzählungen, konnte nur jemand schreiben, der über medizinische Kenntnisse, über ärztliche Erfahrungen verfügt. Doch natürlich reichte das nicht aus. Es brauchte dazu den Dichter.

1906 schrieb Sigmund Freud an Arthur Schnitzler: »Seit vielen Jahren bin ich mir der weitreichenden Übereinstimmung bewußt, die zwischen Ihren und meinen Auffassungen mancher psychologischer und erotischer Probleme besteht, und kürzlich habe ich ja den Mut gefunden, eine solche hervorzuheben (Bruchstück einer Hysterieanalyse). Ich habe mich oft verwundert gefragt, woher Sie diese oder jene geheime Kenntnis nehmen konnten, die ich mir durch mühselige Erforschung des Objektes erworben, und endlich kam ich dazu, den Dichter zu beneiden, den ich sonst bewundert.«

Man könnte den Doppelberuf Arzt und Dichter als eine geradezu ideale Symbiose bezeichnen. Wobei der Dichter – das ist jedenfalls für uns, die Leser nachprüfbar – den größeren Nutzen aus dieser Verbindung zieht. Arthur Schnitzler war, wie Benn es ähnlich formulierte, dem Studium der Medizin dankbar dafür, daß es ihm »den Blick geschärft und die Anschauung geklärt hatte«. Allerdings notierte er 1890 auch in seinem Tagebuch: »Mein Widerwille gegen Publicum, Aerzte, Praxis, Medizin erheblich gestiegen; schaudre vor der Zukunft. Meine liter. Ambitionen zu Hause ungern gesehen, ewiges unleidliches Verhältnis. Dabei noch keine Erfolge aufzuweisen. Schade mir (sagen sie) – dass ein Arzt, ein praktischer Arzt Gedichte macht, darf man nicht wissen…Mir aber ist jetzt meine Bahn klar. Ich bin mit der Medizin innerlich fertig. Ich weiss – etwas spät – tauge absolut nicht dazu. Mich ekelt vor den Patienten, vor den Collegen, vor allem, was mich an den Beruf erinnert.« Schnitzlers Romane, Erzählungen und Theaterstücke beschreiben mit großer Genauigkeit, daß die Seele ebenso tödlich verletzbar ist wie der Körper. In der Erzählung »Der Sohn. Aus den Papieren eines Arztes« skizziert er eine Mutter-Kind-Beziehung, die alle Elemente von Liebe und Haß, die sich traumatisch verknüpft haben, beinhaltet. Diese psychologische

Studie hat er zu einem Roman ausgearbeitet. In »Therese« schildert er in allen Nuancen die quälende und unausweichlich katastrophale Entwicklung dieser Beziehung. Vielleicht sitzt die Seele, wie man einmal glaubte, doch im engen Hals. Das würde Freud und uns erklären, warum der Kehlkopfspezialist Schnitzler, der viele Laryngoskopien durchführen mußte, ein so herausragender Seelenkenner war.

Wir wissen nicht, ob er und die anderen dichtenden Ärzte den Patienten gegenüber immer so einfühlsam und sorgfältig waren wie den eigenen literarischen Figuren gegenüber. Das Verhältnis zwischen Arzt und Patient ist, das weiß jeder aus eigener Erfahrung, nicht immer von Aufmerksamkeit und Zuwendung getragen.

Ärzte können durchaus medizinisch brillant, aber gefühlsroh und unbarmherzig sein. Wenn man diesen Ärzten nicht gerade als um sein Leben fürchtender Patient ausgeliefert ist, kann man sogar ein gewisses Verständnis für die Entladung von höchster Anspannung in den oft beklagten Zynismus aufbringen. Man könnte die – hier zwar nicht zu verifizierende, aber – einleuchtende These aufstellen, daß Ärzte, die gleichzeitig literarisch produzieren, interessierte, hellhörige, sensible Therapeuten sind. Nicht nur, weil die Patienten ihnen Geschichten für ihre Geschichten liefern, sondern auch, weil sie einen großen Teil ihrer Belastungen und Affekte in Literatur umwandeln können.

Wie aber ist es überhaupt möglich, diese beiden arbeitsintensiven und emotionsgeladenen Berufe gleichzeitig auszuüben? Für William Carlos Williams, der eine stark frequentierte Praxis führte und oft ins Krankenhaus und zu Hausbesuchen gerufen wurde, schien das überhaupt kein Problem zu sein. In seiner »Autobiographie« schrieb er: »Fünf Minuten, zehn Minuten lassen sich immer finden. Meine Schreibmaschine befand sich im Schreibtisch meiner Praxis. Ich brauchte nur die Platte, auf der sie befestigt war, hochzuziehen, und schon konnte ich anfangen. Ich arbeitete mit höchster Geschwindigkeit. Kam, während ich gerade mitten in einem Satz war, ein Patient herein – schwupp, war die Maschine versenkt, und ich war wieder Arzt. Kaum war der Patient gegangen, tauchte wieder die Maschine auf. Mein Kopf hatte eine gewisse Technik entwickelt: In mir wuchs etwas, und das wollte geerntet werden. Das mußte erledigt werden. Wenn dann endlich nach elf Uhr abends der letzte Patient zu Bett geschickt worden war, blieb mir immer noch Zeit genug, zehn oder zwölf Seiten in die Maschine zu hämmern.«

Es ist gut, daß man in der Regel nicht weiß, was der Arzt während der Sprechstunde hinter seiner schallgedämpften Tür oder in seiner Freizeit so treibt. Als Patient vergißt man gern, daß der Arzt auch nur ein Mensch ist, der Leidenschaften und Schwächen, Launen, Ängste und Vorlieben hat.

Mit einem Problem der niedergelassenen Ärzte allerdings wird man in den letzten Jahren – zumindest als Kassenpatient – häufiger konfrontiert. Eigentlich möchte man als Hilfesuchender nichts hören über Geld und Budgetierung, über Arbeitsüberlastung, Selbstausbeutung und Unterversorgung, ja über die Verzweiflung des Arztes angesichts einer scheinbar miesen, wenn nicht gar katastrophalen Zukunft. Dem Patienten wird angst und bange, weil er sich nicht nur um seine eigene Gesundheit, sondern auch noch um seinen Doktor Sorgen machen muß.

Laien steht es nicht an, die Klagen der Ärzteschaft zu bewerten. Und es ist keine Zurechtweisung der Betroffenen und schon gar kein Trost, daß es vielen Ärzten früher, in einer längst vergangenen Zeit, nicht besser, sondern schlechter ging. Trotzdem kann ein Blick auf die Lebens- und Arbeitsbedingungen der hier versammelten Schriftsteller und praktizierenden Mediziner nicht schaden. Man lese ihre Werke und ihre Biographien.

Gottfried Benn hat in seinem Essay »Medizinische Krise« (1926) Zahlen genannt, die einen erschauern lassen: »Es kann ja wohl überhaupt ein Stand nicht in den Verdacht geschäftlichen Überinteresses kommen, dessen materielles Empfinden sich damit begnügen läßt, nach fünf Jahren Studium und drei Jahren Assistentenzeit als freier Beruf ohne jeden sozialen oder staatlichen Rückhalt die Krankenkassenmitglieder, d.h. 75 v.H. der Bevölkerung, für 1,80 Mark im Monat zu behandeln.

Wohlgemerkt: nicht 1,80 Mark für jede Behandlung; nein, der Arzt erhält von der Kasse 1,80 Mark im Monat für jeden Kranken, ganz gleich, mit welchen Methoden und wie oft im Monat er ihn behandeln muß. Einem solchen Stand kann man vielleicht infantile Organisation und konfuse Ideologie, aber keinesfalls kapitalistische Tendenzen vorwerfen.«

Anton Čechov schrieb 1885 in einem Brief: »Kranke kommen zu mir gelaufen und fallen mir auf die Nerven. Den Sommer über hatte ich ihrer einige Hundert, und verdient habe ich insgesamt 1 Rubel.« Ein paar Jahre später notierte er: »Außer der Epidemie erwarte ich eine weitere epidemieartige Krankheit – die Geldlosigkeit.«

Vielleicht kann diese Anthologie einen kleinen aufklärerischen Beitrag leisten: Der Arzt kann nicht ohne Patient, und der Patient kann nicht ohne Arzt. Wenn der eine gesund wird, ist es gut, wenn der andere davon leben kann, ist es auch gut. Und wenn dann noch Literatur dabei herauskommt, die der eine geschrieben hat und die der andere gerne liest, dann kann man geradezu von Glück reden.

Hanne Kulessa

Auch Bilder kann man lesen. Für diese Neuausgabe der ursprünglich reinen Textsammlung wurden Bilder ausgewählt, die gewissermaßen ebenfalls Geschichten erzählen. Damit lehnen wir uns an Anthologien des 19. Jahrhunderts an, wo es durchaus üblich war, Bilder nicht immer als Illustration, also dem Text untergeordnet zu begreifen, sondern sie inhaltlich eigenständig, durchaus auch kontrastierend zum Text zu verstehen. So entsteht ein ungewöhnlicher und abwechslungsreicher Kosmos der Medizin für alle Sinne, zur Erbauung und Belehrung für Ärzte und Patienten.

Der Verlag

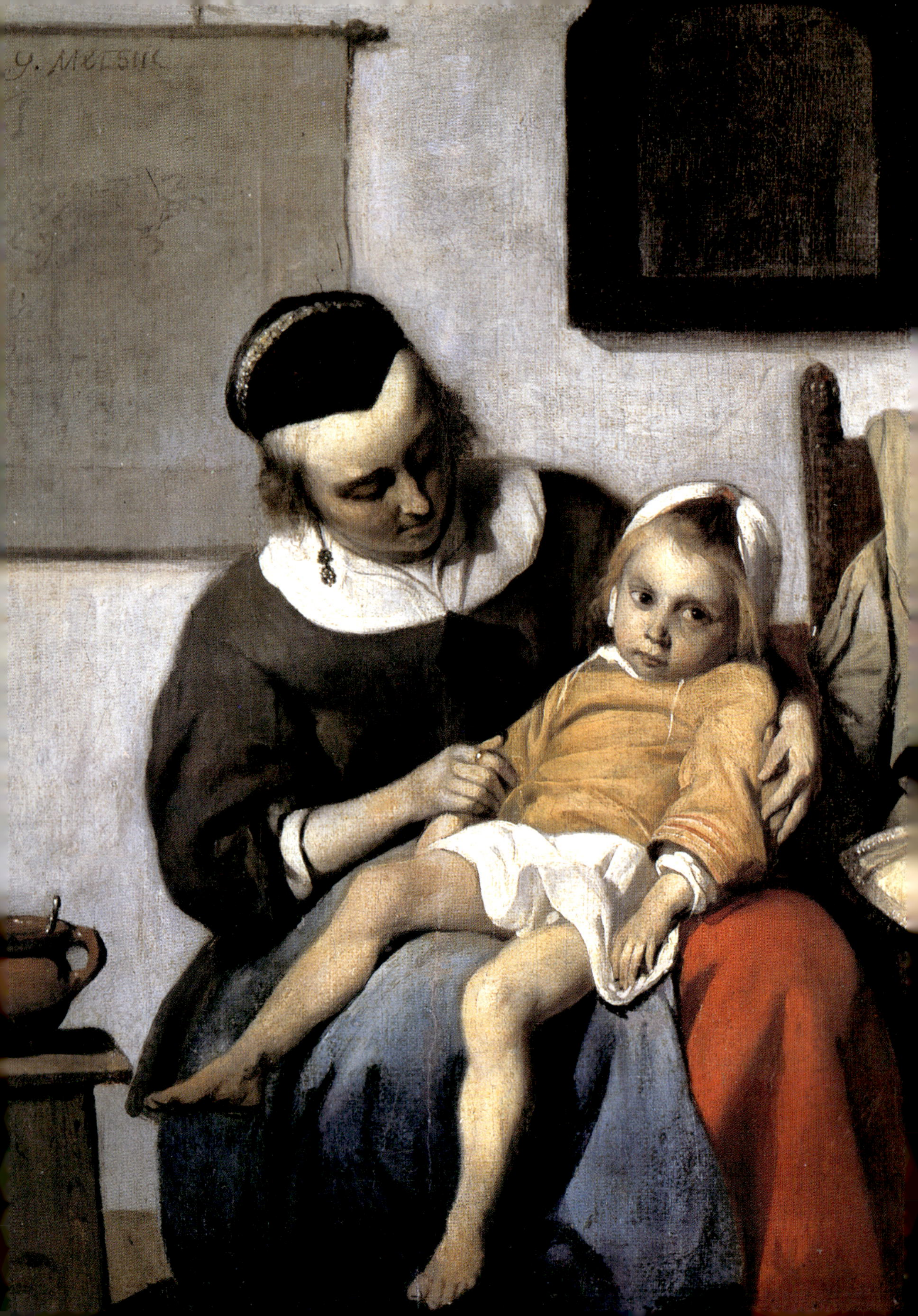

Anhang

Biographien der Autoren und Künstler

Peter Bamm, eigentlich Curt Emmrich, wurde 1897 in Westfalen geboren, ging allerdings in Sachsen zur Schule. Nach seinem Dienst als Freiwilliger im 1.Weltkrieg begann er trotz starken Interesses an der Literatur auf Anraten eines Truppenarztes Medizin zu studieren. Den Namen „Peter Bamm" nahm er 1923 an, als er Feuilletons für die Deutsche Allgemeine Zeitung zu schreiben begann. Nach dem Staatsexamen arbeitete er als Schiffsarzt, pharmazeutischer Handelsreisender und eröffnete 1938 eine Praxis in Berlin-Wedding. Seine Erfahrungen als Chirurg im 2. Weltkrieg verarbeitete er an dem berühmten Werk „Die unsichtbare Flagge", weiterhin schrieb er Essays und arbeitete als Redakteur beim Nordwestdeutschen Rundfunk. 1975 starb Peter Bamm in Zürich.

Jean-Frédéric Bazille wurde 1841 in Montpellier geboren. 1862 kam er nach Paris und lernte Renoir und Monet kennen und wurde zu einem der ersten Impressionisten. 1870 starb er im Alter von nur 29 Jahren als Freiwilliger im Deutsch-Französischen Krieg.

Gottfried Benn wurde 1886 geboren und ging in Frankfurt/Oder zur Schule. Anstatt sich – wie vom Vater erwartet – ausschließlich der Theologie zu widmen, begann Benn 1905, in Berlin Medizin zu studieren. 1911 und 1912 arbeitete er als Unterarzt, zu dieser Zeit entstand der Gedichtzyklus „Morgue". 1912 promovierte er und wurde anschließend Assistenzarzt in der Pathologie und Serologie des Westend-Krankenhauses in Charlottenburg. Zwischen 1914 und 1917 tat er Dienst als Arzt beim Militär, danach eröffnete er eine Praxis für Haut- und Geschlechtskrankheiten in Berlin. 1938 wurde er aus der Reichsschrifttumkammer ausgeschlossen und erhielt Schreibverbot. Nach dem Krieg praktizierte er wieder in Berlin und starb 1956.

Hieronymus Bosch wurde 1450 in s'Hertogenbosch in den Niederlanden geboren. Als Spross der bekannten Malerfamilie van Aken wählte er die Kurzform seiner Heimatstadt, Den Bosch, als Künstlernamen. 1481 heiratete er eine vermögende

Patrizierin, was ihm die finanzielle Unabhängigkeit gab, seine teilweise bis heute mysteriösen Bilderwelten zu erschaffen. 1516 starb er in Den Bosch.

Quiringh van Brekelenkam wurde nach 1622 in Leiden geboren, wo er zeitlebens blieb. Er lernte wahrscheinlich beim Rembrandt-Schüler Gerard Dou. Neben seiner Tätigkeit als Maler hatte er, wie für Künstler seiner Zeit nicht untypisch, einen ergänzenden Broterwerb: Um 1656 hatte er sich eine Lizenz zum Verkauf von Bier und Schnaps verschafft. So hatte er das Anschauungsmaterial für seine Sittenbilder aus dem Volksleben, beispielsweise Kücheninterieurs und Marktszenen, in seiner nächsten täglichen Umgebung. Van Brekelenkam starb 1668 in seiner Heimatstadt.

Adriaen Brouwer wurde 1605 in Oudenaarde im heutigen Belgien geboren. Nach Lehrjahren in Holland wo er in Haarlem bei Frans Hals lernte, ging er 1630 nach Antwerpen, wo er sich unter der begeisternden Anteilnahme von Rubens zu einem meisterlichen Chronisten des unterständischen Alltagslebens entwickelte. Trotz der Anerkennung durch Kollegen reichte seine Kunst nicht zum Überleben: 1632 wurde sein Hausrat von Gläubigern gepfändet, 1638 starb er an der Pest.

Pieter Breughel der Ältere wurde 1525 geboren und gilt als der wohl wichtigste Maler des 16. Jahrhunderts nördlich der Alpen. Er etablierte sowohl die Landschafts- als auch die Genremalerei als eigenständige Zweige der Malerei. Das in diesem Buch auf Seite 135 gezeigte Bild „Parabel von den Blinden" und auch das Bild „Die Krüppel" auf Seite 25 zeigen den auf das Wesentliche reduzierten Charakter seiner Spätwerke. Peter Breughel starb 1569 in Brüssel.

Michail Bulgakow wurde 1891 in Kiew geboren. 1909 begann er mit dem Medizinstudium. Obwohl sein Interesse dem Theater und der Oper galt und er auch selbst bereits kleine Stücke verfasst hatte, entschied er sich, Arzt zu werden. Kurz vor dem Abschluß wurde er 1915 zur Behandlung von Verwundeten im Krankenhaus Saratow eingezogen, konnte aber 1916 seinen Abschluß mit Auszeichnung machen. Danach tat er zunächst Dienst in der Provinz, wo er mit Hilfe seiner Frau Tatjana seine Morphiumsucht überwand. Seine Erfahrungen als Landarzt legte er in dem Buch „Aufzeichnungen eines jungen Arztes" nieder. 1918 kehrte er nach Kiew zurück und eröffnete eine Praxis, die er jedoch ein Jahr später wieder aufgab, um als Schriftsteller zu arbeiten. Ende der zwanziger Jahre wurden fast alle seine Werke verboten, sein Roman „Der Meister und Margarita" konnte erst 1966 in der Sowjetunion erscheinen. Bulgakow starb 1940 in Moskau.

Eugène Carrière wurde 1849 als Sohn einer flämisch-elsässischen Familie in Gournay sur Marne geboren. Er wuchs in Straßburg auf und immatrikulierte sich gegen den Rat seines Vaters an der École des Beaux-Arts in Paris und schloß sich der Schule der Symbolisten an. Er nahm rege an den politischen Vorgängen seiner Zeit teil und war mit führenden Köpfen der Pariser Kunst- und Literaturszene befreundet. Sein Einfluß auf die Entwicklung der Kunst der Moderne ist nicht zu unterschätzen: Einer seiner Schüler war Henri Matisse und mit seinem monochromatischen Stil beeindruckte er Picasso. 1906 starb Carrière in Paris.

Emile Auguste Carolus-Duran, 1837 in Lille geboren, begann dort seine Ausbildung als Maler, begab sich dann für fünf Jahre nach Paris und kehrte erst 1858 nach Lille zurück. Dort verschaffte er sich schnell einen Ruf als ausgezeichneter Porträtist. Während eines zweiten Parisaufenthalts freundete er sich mit Édouard Manet und anderen jungen, an realistischen Malweisen interessierten Künstlern an. Ab 1862 reiste er für vier Jahre durch Italien und blieb dann bis 1868 in Spanien. 1869 kehrte er nach Paris zurück und firmierte als einer der auch finanziell erfolgreichsten Maler der französischen Metropole. Er starb in Paris 1917.

Hans Carossa wurde 1878 in Bad Tölz geboren, die Mutter war Lehrerin, der Vater Lungenarzt. Auf Wunsch der Eltern studierte Carossa in München Medizin, obwohl er bereits zur Schulzeit „von seinem dichterischen Berufe fest überzeugt" war, wie das Abschlußzeugnis attestierte. 1898 veröffentlichte er sein erstes Gedicht. Sein Studium setzte er in Leipzig und Würzburg fort. Nach dem Tod des Vaters übernahm Carossa dessen Praxis in Passau und praktizierte danach auch in Nürnberg und Seestetten. Nebenher schrieb er weiter. 1910 kamen die gesammelten Gedichte zum ersten Mal heraus, 1913 erschien mit „Die Schicksale Doktor Bürgers" seine erste Prosaarbeit. Seit Ende der 1920er Jahre konnte er sich seinem eigentlichen Beruf ganz hingeben. 1956 starb er in Rittsteig bei Passau.

Anton Pawlowitsch Čechov wurde 1860 in Taganrog am Asowschen Meer geboren. Ab 1879 studierte er Medizin in Moskau. Zu schreiben hatte er bereits als Schüler angefangen, ab 1880 veröffentlichte er unter Pseudonym erste literarische Arbeiten, ab 1883 – mit einsetzendem Erfolg – auch unter seinem eigenen Namen. Ab 1884 praktizierte er finanziell nur mäßig erfolgreich als Arzt, durch das Schreiben verdiente er sich ein Zubrot. Bereits zu Lebzeiten war er ein viel gespielter Dramatiker, praktizierte aber dennoch trotz gesundheitlicher Probleme weiter. 1904 starb er während einer Kur in Badenweiler.

Alfred Döblin wurde 1878 in Stettin geboren, die allein erziehende Mutter zog 1888 mit ihren fünf Kindern nach Berlin. 1900 begann Döblin an der Friedrich Wilhelms Universität in Berlin zu studieren und promovierte 1905 in Freiburg. Ab 1906 arbeitete er in der Irrenanstalt Berlin-Buch, zwei Jahre später wechselte er zum Urban-Krankenhaus. 1911 eröffnete er eine Praxis als Allgemeinarzt und Geburtshelfer, später spezialisierte er sich auf Innere Medizin und Nervenheilkunde.

1912 erschien ein Band mit Erzählungen („Die Ermordung einer Butterblume"), dann war Döblin Arzt beim Militär, bevor er 1918 nach Berlin zurückkehren und eine Praxis eröffnen konnte. 1929 erschien sein Roman „Berlin Alexanderplatz". Nach 1933 emigrierte Döblin zunächst in die Schweiz und 1940 in die USA. 1946 kehrte er nach Deutschland zurück und ging 1952 nach Paris. Er erkrankte an Parkinson und starb 1956 in Emmendingen.

Arthur Conan Doyle wurde 1859 in Edinburgh geboren. Zwischen 1876 und 1881 studierte er in seiner Heimatstadt Medizin. Dabei lernte er auch den Chirurgen Joseph Bell kennen, dessen subtile Kunst der Diagnose Doyle tief beeindruckte und in der Figur des Sherlock Holmes seine literarische Umsetzung erfahren hat. Nach kurzer Zeit als Schiffsarzt eröffnete Doyle 1882 eine Praxis in Porthmouth. Um sein kärgliches Einkommen als Arzt aufzubessern, begann Doyle kleine Geschichten für Zeitschriften zu schreiben, zunächst freilich ohne durchschlagenden Erfolg. 1887 erschien der erste Sherlock-Holmes-Roman. Nachdem auch ein weiterer Versuch als niedergelassener Arzt in London Anfang der 1890er Jahre scheiterte, beschloss er, sich allein der Schriftstellerei zu widmen. 1930 starb er in seinem Landhaus in Sussex.

Thomas Eakins wurde 1844 in Philadelphia geboren. 1866 ging er nach einem kurzen Studium an der Pennsylvania Academy of Fine Arts nach Paris, um dort an der Ecole de Beaux-Arts zu studieren. 1870 kehrte er in die USA zurück und avancierte zu einem der bedeutendsten Maler Amerikas, dessen Präzision und technisches Perfektionsstreben bis heute beeindrucken. Er starb 1916.

Marie-François Firmin-Girard, genannt Firmin-Girard, wurde 1838 in Poncin geboren. 1854 begann er an der Ecole de Beaux-Arts zu studieren. Da die Vorliebe für akademische Kunst just zum Debüt des jungen Firmin-Girard seinen Höhepunkt erreichte, begann er eine äußerst erfolgreiche Karriere. Für seine tadellosen Porträt-, Landschafts- und Genrebilder erzielte er Top-Preise. Bei der Weltausstellung 1900 wurde er mit einer Bronzemedaille ausgezeichnet. Er starb 1921 in Montluçon.

Vincent van Gogh wurde 1853 in der Nähe von Breda geboren. Nachdem erste Betätigungen als Buchhändler, Hilfslehrer und Hilfspfarrer keinen Erfolg brachten, entschied er sich 1880 Künstler zu werden. Sechs Jahre später siedelte der Autodidakt nach Paris über, 1888 zog er nach Arles. 1889 begab sich der zu Alkoholexzessen neigende van Gogh in die psychiatrische Anstalt von Saint-Rémy. Ein Jahr später setzte er seinem Leben selbst ein Ende.

Francisco José de Goya y Lucientes wurde 1746 im nordspanischen Fuentetodos geboren und war ab 1789 Maler am Spanischen Königshaus, diente seine Künste allerdings zwischen 1808 und 1814 auch den französischen Besatzern an. Nachdem sich seine Hoffnungen auf eine liberalere Regierung 1824 als nicht durchsetzbar erwiesen, ging er ins französische Exil und starb 1828 in Bordeaux. Da er sich früh von akademischen Maltraditionen emanzipierte und seine teilweise düsteren Visionen auch jenseits tradierter Sujets zum Gegenstand seiner Gemälde machte, wird Goya gern das Attribut eines frühen Modernen beigegeben.

Rembrandt Harmensz van Rijn wurde 1606 in Leiden geboren und gilt heute als wichtigster niederländischer Maler des 17. Jahrhunderts. Sein Studium brach er nach nur einem Jahr ab und widmete sich im Alter von nur 15 Jahren ausschließlich der Malerei. Nach einer kurzen Gesellenzeit in Amsterdam kehrte er in seine Heimatstadt zurück, wo er sich ein Atelier mit dem ebenfalls berühmt gewordenen Maler Jan Lievens teilte. Nachdem sich sein Ruf als ausgezeichneter Lehrer und Maler bis Amsterdam verbreitet hatte, zog Rembrandt dorthin um. Er heiratete in eine Patrizierfamilie ein, was ihn jedoch 1656 nicht vor einem Bankrott bewahrte. 1669 starb Rembrandt in Amsterdam.

Antoine-Auguste-Ernest Hébert wurde 1817 in Grenoble geboren und ging mit 22 Jahren als Stipendiat der Villa Médicis nach Rom. Nach seiner Rückkehr nach Frankreich genoss er auf staatlicher Ebene hohes Ansehen und war offizieller Maler während der Regierungszeit Napoleons III. Er bekleidete zahlreiche offizielle Posten im künstlerischen Bereich. 1908 starb er in La Tronche.

Wolfgang Heimbach wurde um 1615 im oldenburgischen Ovelgönne geboren und gilt als einer der wenigen bedeutenden Maler im norddeutschen Raum des 17. Jahrhunderts. Nach Stationen in Bremen, den Niederlanden und Süddeutschland folgte von 1640 bis 1651 ein Aufenthalt in Italien, wo er das Porträt von Papst Innozenz X. malte. Mit Zwischenaufenthalten in Wien, Böhmen und Oldenburg kam Heimbach 1653 als offizieller Hofmaler nach Kopenhagen. Später war er auch Hofmaler beim münsterischen Fürstbischof. Sein genaues Todesdatum ist nicht bekannt, liegt aber nach 1678.

Jan Sanders van Hemessen wurde etwa 1500 in Hemessen geboren. Er ließ sich nach seiner Studienzeit in Italien in Antwerpen nieder. Zwischen dem Tod von Quentin Massys 1530 und dem Aufstieg Pieter Breughels während der 1550er Jahre galt van Hemessen als wichtigster Maler der flämischen Metropole. Er wanderte dann nach Haarlem aus, wo er wahrscheinlich 1564 starb.

Robert C. Hinckley wurde 1853 geboren und gilt als einer der wichtigsten realistischen Maler der Neuen Welt. Sein auf Seite 131 im Ausschnitt reproduziertes Werk „Erste Operation mit Äther" ist sicherlich sein bekanntestes Bild. Es zeigt die erste öffentliche Demonstration eines mit Äther betäubten Patienten im Jahre 1846 am Massachusetts General Hospital. Hinckley war über zehn Jahre mit diesem Bild beschäftigt, fertig wurde es schließlich 1894. Hinckley starb 1941.

Justinus Kerner wurde 1786 in Ludwigsburg geboren und machte zuerst eine kaufmännische Lehre. Anschließend begann er ein Medizinstudium in Tübingen, 1808 promovierte er. Danach arbeitete er in Hamburg, München und Wien, bevor er sich zuerst in Dürrmetz, 1811 in Wildbad niederließ. Von 1819 bis zu seinem Tod 1862 lebte er als Arzt in Weinsberg. Bereits während der Studienzeit begann er, Gedichte zu veröffentlichen; mit der Zeit entstand ein umfassendes poetisches Werk, das heute jedoch weitgehend in Vergessenheit geraten ist.

Pietro Longhi wurde 1702 in Venedig geboren und ist für seine venezianischen Alltagsszenen bekannt geworden. Er lernte zunächst bei seinem Vater, Alessandro Longhi, ab 1719 dann bei Antonio Balestra, bevor er nach Bologna ging. Unter dem Einfluss französischer Künstler wie Watteau, Lancret und Mercier begann sich sein Stil in den 1730er Jahren zu ändern. Zwischen 1740 und 1770 liegt die produktivste Schaffensperiode, aus dieser Zeit stammt auch „Die Apotheke". Pietro Longhi starb 1785.

Gabriel Metsu wurde 1629 in Leiden geboren. Unklar ist, ob er tatsächlich ein Schüler des bekannten Leidener Malers Gerrit Dou war, da sein Stil doch erhebliche Eigenheiten aufweist. „Das kranke Kinde", eines seiner bekanntesten Gemälde, erinnert beispielsweise eher an Vermeer. 1657 zog Metsu nach Amsterdam, er starb 1667.

Frans van Mieris der Ältere wurde 1635 in Leiden geboren und stammte aus einer Familie von Goldschmieden und Malern. Er lernte beim Rembrandt-Schüler Gerrit Dou und lehnte sich stark an den Stil seines Lehrers an. Van Mieris war Alkoholiker und vertrank seine nicht unbeträchtlichen Einnahmen im Wirtshaus oder verlor sie bei unglücklichen Geschäften. Er starb 1681.

Luigi Nono wurde 1850 in Venedig geboren. Er war einer der bedeutendsten Maler der venezianischen Schule des 19. Jahrhunderts. Luigi Nono starb am 17. Oktober 1918 in seiner Heimatstadt.

Leonid Osipowitsch Pasternak wurde 1862 als Sohn einer jüdischen Familie in Moskau geboren. Er heiratete die Pianistin Rosa Kaufman und war mit Alexander Skriabin, Sergej Rachmaninoff, Rainer Maria Rilke und Lew Tolstoi befreundet, dessen monumentalen Roman „Krieg und Frieden" er illustrierte. Der 1890 geborene Sohn Boris wurde ein berühmter Schriftsteller („Doktor Schiwago") und später mit dem Literaturnobelpreis ausgezeichnet. Pasternak selbst war Professor an der Moskauer Kunstakademie, emigrierte aber 1921 nach Berlin und siedelte später nach England über. Er starb 1945 in Oxford.

John Singer Sargent wurde 1856 in Florenz als Sohn amerikanischer Eltern geboren. Aber erst im Alter von 21 Jahren betrat er erstmals amerikanischen Boden, um seine Staatsbürgerschaft zu behalten. Dafür reiste er ausgiebig in Europa. Er studierte Malerei in Paris bei Carolus-Duran und wurde stark von den Impressionisten, dem Spanier Veláquez und dem Niederländer Frans Hals beeinflußt. Im Alter von 28 verließ er Paris und ließ sich in England nieder, wo er den Höhepunkt seines Ruhmes erreichte. Singer starb 1925.

Arthur Schnitzler wurde 1862 in Wien als Sohn einer jüdischen Arztfamilie geboren. Viele bekannte Künstler waren Patienten des Vaters, so daß Kunst und Medizin im Hause Schnitzler wie selbstverständlich zueinander fanden. 1879 begann Schnitzler daher Medizin zu studieren, 1885 promovierte er, ab 1886 arbeitete er als Sekundararzt in der psychiatrischen Abteilung der Poliklinik in Wien. Währenddessen veröffentlichte er Gedichte und Prosa. Sein Medizinstudium sah er stets positiv, seinem Arztberuf stand er dagegen zwiespältig gegenüber. Dennoch eröffnete er 1893 eine Privatpraxis. Während er sich als Mediziner auf die Laryngologie spezialisierte, interessierte ihn als Schriftsteller vor allem die Psyche der Menschen, die er in seinen Erzählungen, Romanen und Theaterstücken erkundete. 1931 starb er an den Folgen einer Gehirnblutung in Wien.

John Sloan wurde 1871 in Lock Haven, Pennsylvania, geboren und wuchs in Philadelphia auf, wo er auch studierte und erste Arbeitserfahrung als Zeitungsillustrator sammelte. 1904 zog er nach New York, um in der Werbebranche zu arbeiten. Nebenbei entstanden zahlreiche Gemälde und Arbeiten, die sich am treffendsten mit dem Begriff „Realismus“ belegen lassen. Bekannt ist er vor allem für seine New Yorker Straßenszenen geworden. John Sloan starb 1951.

Jan Steen wurde 1626 in Leiden geboren und gilt als einer der Hauptmeister des niederländischen Genrebildes. Ausgebildet wurde er von Dirck Hals und an der Universität von Leiden. Mit 23 Jahren siedelte er nach Den Haag über, kam später jedoch nach Leiden zurück. Um 1660 war er in Haarlem tätig, wo er auch eine Taverne betrieb, in Delft leitete er eine Brauerei. Er starb 1679 in seiner Geburtsstadt.

David Teniers der Jüngere wurde 1610 in Antwerpen geboren und ging zunächst bei seinem Vater, David Teniers der Ältere, in die Lehre. Ab 1651 war er Hofmaler in Brüssel, wo er 1690 starb. Bekannt sind seine Dorfszenen, die anfangs stark durch Adriaen Brouwer beeinflusst waren. Später, in den 1640er Jahren, erwarb er sich den Ruf eines virtuosen Arrangeurs von Massenszenen und war bekannt für seine warmherzigen wie atmosphärisch gelungenen Charakterisierungen seiner Figuren.

Édouard Vuillard wurde 1868 geboren. Am bekanntesten ist er für seine experimentellen Arbeiten im Kontext seiner Mitgliedschaft im Pariser Nabis-Kreis der 1890er Jahre geworden. Das Bildnis des Zahnarztes Georges Viau auf Seite 27 von 1914 ist dagegen eines der Spätwerke, das durch den für diese Schaffensperiode typischen, geschickten Einsatz von Lichteffekten besticht. Vuillard starb 1940.

Ernst Weiß wurde 1882 in Brünn in Mähren geboren. 1902 begann Weiß in Wien mit dem Medizinstudium, das er 1908 mit der Promotion abschloß. Bis 1911 arbeitete er in Bern und Berlin als Assistenzarzt, danach arbeitete er als Chirurg in Wien. Um ein Lungenleiden zu kurieren, nahm er eine Stelle als Schiffsarzt an und reiste nach Indien und Japan. 1913 erschien sein erster Roman „Die Galeere“. Da er gesundheitlich mit dem geliebten Arztberuf überfordert war, entschloß er sich schweren Herzens, sein Leben ausschließlich der ebenso geliebten Schriftstellerei zu widmen. Für den Ersten Weltkrieg wurde er noch einmal als Arzt tätig. Nach dem Krieg lebte er in Prag, Wien, München und Berlin und schrieb zahlreiche Romane und Theaterstücke. 1934 emigrierte er von Prag aus nach Paris. Als die deutschen Truppen 1940 die französische Hauptstadt eroberten, nahm sich Ernst Weiß das Leben.

William Carlos Williams wurde 1883 in Rutherford, New Jersey, geboren. Williams besuchte die Schule in Rutherford, in der Schweiz, Paris und schließlich New York. Von 1902 bis 1906 studierte er Medizin an der Universität von Pennsylvania. Er freundete sich mit Dichtern, unter anderem Ezra Pound, an, da er selbst eigentlich Dichter werden wollte. „Eben weil ich entschlossen war, Dichter zu werden, wollte ich Arzt werden“. 1909 veröffentlichte er seinen ersten Gedichtband. Im selben Jahr ging er nach Leipzig, um Kinderheilkunde zu studieren, nach seiner Rückkehr eröffnete er eine Praxis in Rutherford. Neben seiner Arbeit als Mediziner veröffentlichte er zahlreiche Gedichtbände und Erzählungen. 1951 erlitt er einen Schlaganfall und schloss die Praxis. 1963 starb er in Rutherford.

Friedrich Wolf wurde 1888 in Neuwied am Rhein geboren. Nach dem Abitur begann Wolf zunächst Kunstgeschichte zu studieren, ein Jahr später begann er in Tübingen ein Medizinstudium, das er 1913 mit der Promotion abschloß. Bis zum Ausbruch des Kriegs war Wolf als Assistenzarzt in Bonn tätig und reiste als Schiffsarzt nach Kanada. Mit Kriegsbeginn wurde er als Truppenarzt an die Front beordert. In dieser Zeit entstanden auch die ersten Dramen. Nach dem Krieg war er zunächst Stadtarzt in Remscheid, 1928 trat er der KPD bei, ebenfalls Ende der 20er Jahre entstand sein bekanntestes Stück „Cyankali“. 1933 emigrierte Wolf über Österreich und Frankreich in die Sowjetunion. 1945 kehrte er in den Osten Berlins zurück und wurde Mitbegründer der DEFA. 1953 starb er an den Folgen eines Herzinfarkts.

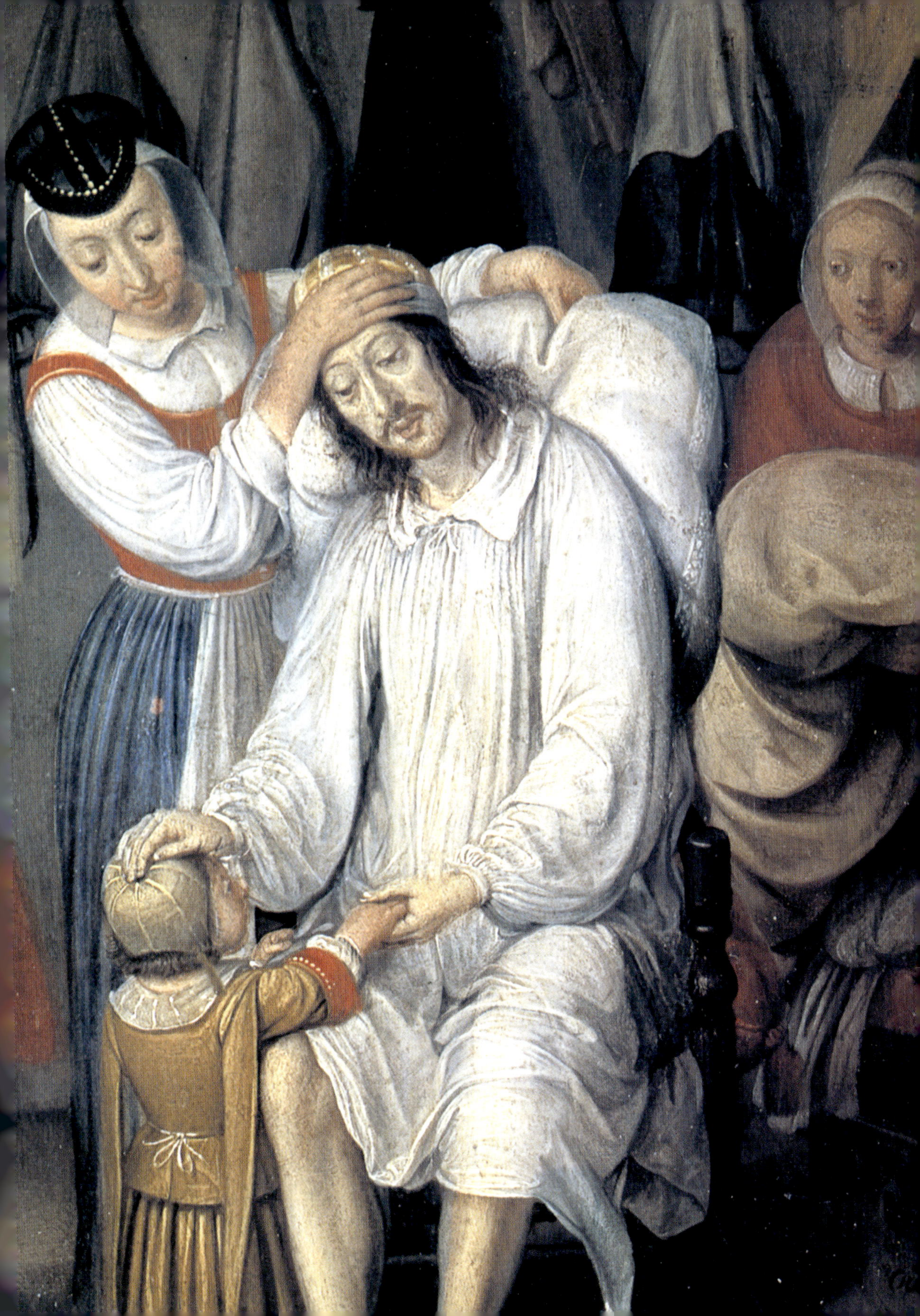

Quellenverzeichnis

Peter Bamm: »Sprechstunde eines Kassenarztes«
aus: Peter Bamm, Ein Leben lang
Deutsche Verlagsanstalt, Stuttgart 1976
© Peter Bamm, vertr. durch Dr. phil. Walter Stehli, Zürich

Peter Bamm: »Therapie als moralisches Problem«
aus: Peter Bamm, Ex Ovo, Essays über die Medizin
Robert Mülich Verlag, Hamburg 1948
© Peter Bamm, vertr. durch Dr. phil. Walter Stehli, Zürich

Gottfried Benn: »Der Arzt«, »Stadtarzt«, »Chaos«
aus: Gottfried Benn, Sämtliche Gedichte
© Klett-Cotta, Stuttgart 1998

Gottfried Benn: »Gehirne«
aus: Gottfried Benn, Sämtliche Werke. Stuttgarter Ausgabe
In Verbindung mit Ilse Benn hrsg. von Gerhard Schuster
Band III: Prosa 1 (1910–1932)
© Klett-Cotta, Stuttgart 1987

Michail Bulgakow: »Das Handtuch mit dem Hahn«
aus: Michail Bulgakow, Gesammelte Werke Band 5
(*Die rote Krone*), aus dem Russ. von Thomas Reschke
© 1993 Verlag Volk & Welt GmbH, Berlin

Hans Carossa: »Ein Arzt in seinem Verordnungszimmer«,
»Auf dem Berg. Der Arzt«
aus: Hans Carossa, Sämtliche Werke, Band 1
© Insel Verlag, Frankfurt am Main 1962

Anton Čechov: »Ein Fall aus der Praxis«
(aus dem Russ. von Gerhard Dick)
aus: Anton Tschechow, Gesammelte Werke in Einzelbänden:
Die Dame mit dem Hündchen. Meistererzählungen
© Rütten & Loening, Berlin 1967

Alfred Döblin: »Die Tänzerin und der Leib«, »Der Dritte«
aus: Alfred Döblin, Die Ermordung einer Butterblume
© 2001 Patmos Verlag GmbH & Co KG/ Walter Verlag, Düsseldorf/Olten

Arthur Conan Doyle: »Der Mazarin-Stein«
aus: Arthur Conan Doyle, Sherlock Holmes' Buch der Fälle. Neu übersetzt von Hans Wolf
© 1987 by Haffmans Verlag AG, Zürich

Justinus Kerner: »Ärztliche Runde«, »Der Traum eines Arztes«, »Ärztliches«, »Arzt und Pferd«,
aus: Justinus Kerners sämtliche poetische Werke in vier Bänden, hrsg. von Dr. Josef Gaismaier, Max Hesses Verlag, Leipzig 1905/1906, Bd. 1, 2

Arthur Schnitzler: »Der Sohn. Aus den Papieren eines Arztes«
aus: Arthur Schnitzler, Gesammelte Werke. Die erzählenden Schriften 1
© S. Fischer Verlag GmbH, Frankfurt am Main, 1961

Ernst Weiß: »Der Arzt«, »Die Herznaht«
aus: Ernst Weiß, Gesammelte Werke. Die Erzählungen
Hrsg. von Peter Engel und Volker Michels
© Suhrkamp Verlag, Frankfurt am Main 1982

William Carlos Williams: »Bildnis einer Frau im Bett«,
»Immer diese Puristen«, »Sanfte Entgegnung«
aus: William Carlos Williams, Ausgewählte Werke
Hrsg. von Joachim Sartorius
Übersetzt von Hans Magnus Enzensberger
© 1991 Carl Hanser Verlag, München – Wien

William Carlos Williams: »Zwischen Mauern«
aus: William Carlos Williams, Die Worte, die Worte, die Worte. Übersetzt von Hans Magnus Enzensberger
© Suhrkamp Verlag, Frankfurt am Main 1962

William Carlos Williams: »Die Praxis«
aus: William Carlos Williams, Die Autobiographie. Aus dem Amerikanischen von Werner Schmitz
© 1994 Carl Hanser Verlag, München – Wien

Friedrich Wolf: »William«, »Mutter«
aus: Friedrich Wolf, Ausgewählte Werke in Einzelausgaben
Bd. VII: Erzählungen. Kurzgeschichten. Sketchs
© Aufbau-Verlag GmbH, Berlin 1952